中医教你孩子体质怎么调

刘宗翰

林芪

著

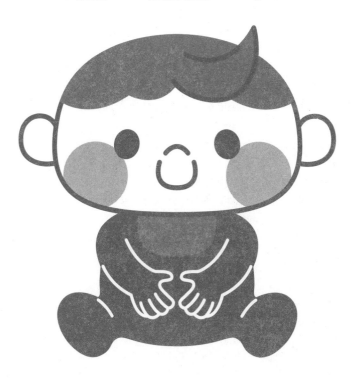

海峡出版发行集团
THE STRAITS PUBLISHING & DISTRIBUTING GROUP

福建科学技术出版社
FUJIAN SCIENCE & TECHNOLOGY PUBLISHING HOUSE

著作权合同登记号：13-2018-072号

原书名：跟着中医爸爸调小儿体质　流感过敏OUT!掌握关键年龄，培养强健体格与心理

原著者：刘宗翰

本书中文简体版通过成都天鸢文化传播有限公司代理，经精诚资讯股份有限公司悦知文化授予福建科学技术出版社有限责任公司在中国大陆地区独家出版发行。非经书面同意，不得以任何形式，任意复制或转载。

图书在版编目（CIP）数据

中医教你孩子体质怎么调 / 刘宗翰著. —福州：福建科学技术出版社，2020.5

ISBN 978-7-5335-6021-8

Ⅰ.①中… Ⅱ.①刘… Ⅲ.①小儿疾病—常见病—诊疗 Ⅳ.①R72

中国版本图书馆CIP数据核字（2019）第206276号

书　　名	中医教你孩子体质怎么调
著　　者	刘宗翰
出版发行	福建科学技术出版社
社　　址	福州市东水路76号（邮编350001）
网　　址	www.fjstp.com
经　　销	福建新华发行（集团）有限责任公司
印　　刷	福建省天一屏山印务有限公司
开　　本	889毫米×1194毫米　1/32
印　　张	8.5
字　　数	220千字
版　　次	2020年5月第1版
印　　次	2020年5月第1次印刷
书　　号	ISBN 978-7-5335-6021-8
定　　价	39.80元

书中如有印装质量问题，可直接向本社调换

做父母是一门重要的人生科目

林栋（福建省中医体质调理学会副会长）

由于身在高校，我平时自然免不了要常常给学生上一些临床课程。记得每年在讲到针灸治疗学儿科部分的时候，我便会告诉这些高年级的医学生，这不仅是一门临床课程，可能有很多人在毕业之后不一定会从事儿科的相关工作，但大多数人或早或晚都会进入为人父母的人生阶段。因此，我教大家传统中医育儿常识就是这门课程的另一大初衷。的确，做父母是一门人人需要从零开始学习，但却没有老师教的重要人生科目。

基于中医体表外治技术的儿童体质调理是我们这一代针灸推拿人所关注的理念，也是我们所坚守的临床干预思路。非药物疗法对儿童体质干预的意义已经有着悠久的历史积淀，我们要做的就是认真地从经典、古籍中挖掘并思考，这一点，本书的作者做得很好。做中医，做传统的小儿推拿体表干预，我们一方面强调要有着严谨的学术观点，另一方面也期待各种形式的学术分享和经验交流，同时我们也十分愿意在公共图书馆等场所为孩子的父母开设一些免费的专题讲座，分享中医育儿经验，并为家长们集中答疑解惑。

本书的作者也正是怀着这样的"父母心肠"，将自己在门诊中常遇到的家长育儿盲区和自己亲身的育儿经验系统地整理记录下来，为广大有需要的家长解决一些燃眉之急，为正在预备做家长的年轻人提供一些靠谱的常识（假如您是后者，我相信，您有如此求知欲，将来一定会成为一位合格的好家长）。

在当今医患关系如此紧张的社会环境下，做儿科医生真的要有对孩子满满的爱，在这本书中，爱和耐心充满在每一个角落。作者将许多复杂的生理病理过程，用各种生动形象的类比来表达，富有童趣又不失专业。作者在经典的案例举隅中大量地融入了中医食疗的理念，

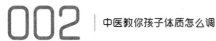

这些解决方案切实可行，充分考虑孩子的接受程度和家长的实操性，拉近了医学与生活的距离，充满人间烟火气。

让我颇为惊喜的是，对于家长非常关注的"冷饮"问题，作者既没有用医生严厉的口吻去要求，也没有粗暴地剥夺大家生活中的"快乐源泉"，而是温和地提出建议，相比于甜奶茶可以选择酸酸的金橘柠檬水。细微之处见真章，这让我不由地思考到医学专业知识和真实生活之间的平衡，好的医者要做的是读懂人心，并教会大家怎么做出相对更合适的选择。

本书在常见疾病的篇章中主要解决的是家长所关心的一系列问题，而在身心健康的板块却是站在儿科医生的角度提出了诸多希望家长能够关注的事，这些事由于家长在医学知识上的欠缺和不敏锐而常常被忽略。在如今物质丰富的时代，家长对于孩子身体上需要的供应过度精细化，也过度紧张，反倒使孩子自身调试能力和独立能力迟迟无法建立，另外对于心灵层面的陪伴和关怀却远远不够。

　　总之，这本书所涵盖的中医育儿角度十分广泛，给出的意见也很中肯，是一本值得花时间读完的好书。我们也期待有更多这样干货满满的中医育儿书籍能帮助天下父母修好这门重要的人生科目。

那人却在灯火阑珊处

王兰芬（记者、作家）

今年农历年前，我去日本北海道的二世古滑雪。半夜 12 点，我到处寻找房间内网络信号比较好的角落，然后窝在那里仅靠着手机的亮光（因为同房间的小孩都已经睡了不敢开灯）连上 LINE（即时通讯软件）：

"刘医师怎么办？我头好痛、心跳好快又睡不着，明天要上山滑一整天的雪，好怕撑不住！"

虽然也已经是台湾的深夜，刘医师还是火速回了话。看完刘医师的回复，我居然马上定下心神，关灯上床，然后安稳地睡到第二天早上。

常常想，如果不认识刘医师，我养育龙凤胎的过程该会是多么痛苦和艰辛。

大约是在龙凤胎上幼儿园时，开始找刘医师看诊。当时姐姐跟弟弟鼻子都严重过敏，弟弟有轻微哮喘，姐姐老是鼻窦炎发热，另外，还有膀胱输尿管反流问题。我带着他们看遍了台北市的中西医，两个小孩被逼着吃一大堆药。而我自己也因为过度担忧，出现了各种自主神经失调的症状。

而这样在各医院间流浪的旅程，终于在遇到刘医师后戛然而止。

第一次看诊时，他不像其他医生那样匆忙快速地问诊，只是专心安静地听我滔滔不绝，完全没有不耐烦，更没有打断我的话，我急忙又慌张地说，说着说着，居然眼眶发热，要流下泪来。

这是第一次有人这么愿意听我说那些琐碎的育儿困扰，还有我自己那些不足为外人道的愚蠢毛病。

现在龙凤胎已经 12 岁了。在这六七年的时间里，刘医师花很多时间慢慢教会我，小孩会有抵抗力跟自我修复的能力，而妈妈的过度操心，才是妨碍他们快乐成长的负面因素。

他鼓励龙凤胎多运动少吃药，于是我让弟弟参加学

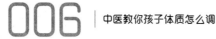

校游泳队，姐姐去上舞蹈班，身体有小状况时吃中药，就算必须吃西药，也可以搭配中药平衡以达到最好治疗效果。

至于我，刘医师再三提醒要把慢跑的习惯长久坚持下去，针对自主神经失调的种种不舒服，则开出了食疗或品质良好的科学中药处方。

如今我那上初中的双胞胎儿女，已经完全摆脱了哮喘跟鼻窦炎的困扰，在学业、运动和各项才艺上都有令妈妈十分惊喜的表现。我自己也已经每天慢跑持续了3年以上，不再动不动就心悸、慌张、忧心忡忡了。

回顾这段时光，遇到刘医师就像是"众里寻他千百度，蓦然回首，那人却在灯火阑珊处"，那个我四处寻寻觅觅好不容易找到的安静聆听、用心陪伴、医身更医心的人生疗愈师。我深深觉得他是上天赐给我们的礼物，就跟所有能读到这本书的人一样——十分十分幸运。

我喜欢和小孩在一起。

也许有人会说："啊！如果是可爱乖巧的小孩，我当然也喜欢啊。"

是的，乖巧的小孩我的确喜欢，不过，我喜欢小孩的程度大概像是：

即使调皮、躁动、没礼貌、难沟通等各种特质相对不讨人喜欢的小孩，我还是喜欢和他们在一起，而且，我总是耐心地观察，希望能够在许多的负面行为当中，发觉美好的、良善的一面。

在这里我要和各位分享我的体会：当我观察之后，他们也的确很少让我失望。

不管是在家里，在学校，在诊室，还是在其他公共场所，我和孩子们相处时都采取我称之为"魔芋原则"的方式。

魔芋是冷冷的、富有弹性的，不会冰到让孩子们退却，也不会温暖到让孩子不自在。魔芋从不主动出击，平常是个安静的观察者，但当孩子来碰一下魔芋时（行动或语言），魔芋因为具有弹性，就会做出适当的反应，回馈给孩子。

我会去儿科当医师，一方面也许是因为自己有小孩；另一方面也许是因为我具备这样的个人特质吧！

感谢现代医学和科技的进步，让新生儿死亡率能够大幅下降，也因为公共卫生政策的成效，让过去造成许多儿童死亡的传染病，现在几乎绝迹。当孩子发生意外伤害、危急病况时，是小儿急诊团队和小儿外科团队延续了这些孩子的生命。

不过，现在的孩子们，每天还是会发生许多问题和身体不舒服。它们是现代医学难以完美处理的，而传统中医，可以帮助这些状况更快速地缓解，或是在缓解期维持稳定。同时，中医的许多养生概念和饮食作息的调整，对于降低疾病的发生也有显著的成效。

我希望各位关心孩子健康的爸爸妈妈、长辈和朋友们，看了这本书后，能够在内心发出"喔！我好像终于比较了解中医在说什么了"！

有些中医师为治愈疑难杂症而沾沾自喜，却往往忽略了，重点是要让更多的人看清楚，听得懂，做得到，然后才会有更多的人认同这种"中西医结合的模式"，使更多的人能够活得更快乐，更健康，才不枉初衷。

我认为好的医疗方式不必刻意区分中西医，也不必刻意区分传统现代，只需专注于真理，专注于实务，以人人都能明了的科学化语言去沟通，以人人都看得见的现象和数据来评估成效，最重要的是能够真正"倾听孩子的声音"，包括孩子身体上、心理上及任何一个层面发出的信号，做出真正对孩子健康有帮助的决策。

这才是未来更完美的医疗所应该追求的目标。

在这本书里，我们放进了一些说明中医整体概念的内容，包括体质的分辨、中医如何治病等，当然也针对儿科疾病用专门章节进行阐述，例如哮喘、异位性皮肤炎……比较特别的是，对于孩子成长中的身心问题，如睡眠、注意力发展以及延伸的多动症等问题，在本书中也有提及。

医疗包含的层面太广泛也太深入，我们不想，也不敢把这本书称为"育儿百科"，只希望在父母们漫长而辛苦的教、养的路上，能够贡献一小部分实用的知识。

感谢恩师苏奕彰教授，给我许多理论知识和临床实践上的指导。

感谢全德团队的王丽香医师、张钰鑫医师、蔡运宁医师，在成书的过程中给我许多宝贵的建议。

东汉时代，被后世尊称为"医圣"的张仲景先生，在著作《伤寒杂病论》的序文最后谦虚地提到："余素尚方术，请事斯语。"

我这么一位始终在基层医院服务的小医师，也只能说："因为我平时就多话，爱跟家长和孩子聊东聊西，左叮右咛，唠唠叨叨，后来索性将之整理成文字，然后渐渐才有这本书的诞生。出书只是机缘，热忱于临床确是本心。"

最后要感谢我的爸妈，谢谢二老给了我一个自由的成长环境；感谢我的太太、女儿和还很小的儿子，谢谢你们一直愿意信任我。

父母对儿科中医的疑问——问答大集合 001

第二章　生活习惯与发育

 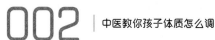

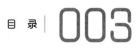

第三章

流行疾病

第
四
章

过敏

中医教你孩子体质怎么调

第
五
章

身心症状

育儿私房小秘籍

医生的小叮咛

父母对儿科中医的疑问——问答大集合

问答大集合

大部分会带孩子来看中医的家长，对于中医大概会有一些基本概念。但在这群家长里面，也有不少人，其实对于中医儿科存在一些误解或者不了解。至于从来不会想到小孩可以看中医的家长们呢，对于中医的认识可能就更模糊了。因此，在这本书的开篇，我想用一些问答的方式，让对中医比较陌生的您，先有一些基本观念。如果您自认是对于中医门诊熟门熟路的患者家长，也可以先看看底下的问题，您可以回答出多少内容？

问 中医儿科是指几岁到几岁？

答 从 0~14 岁。

问 服用中药对孩子的身体会不会造成负担呢？

答 这个问题，大概是家长最常质疑的地方了。

首先，问题要分成两个层面来看。第一，如果吃了"来路不明"的中药

关键词

合格中药
中西药服用
服用时间
发育

材或中药制剂，当然会对身体造成负担。所以，我们不建议随便受电视、电台或网络宣传的影响，购买中药材或中成药服用。服用中药，请咨询有执业证照的中医师。

第二，请经过合格中医师诊断，开立处方，并以品质良好、检验合格的安全中药材或中成药作为处方用药。这样孩子吃了还会有问题吗？所以，这边又衍生另一个问题了，吃中药是为了治病，还是为了其他原因（保健？调理体质？）假设是为了治病，那么这位医师一定会依据孩子病情的变化，每隔一段时间就改变处方内容，当病情趋于稳定，就会停药，或者再处理其他问题。

中药都有"偏性"，我们不建议将医师的处方，不经过再确认，就持续地服用。（请参考第008页《中医的原理》）

问 孩子感冒生病了，需要服用西药，中药需要暂停吗？

答 建议原本的中药继续服用，只要记得和西药间隔一小时服用。若有病情的变化，则应该告知原本诊疗的医师。

一般而言，中药有中药的作用，西药有西药的作用，两者各顾各的，互不干扰。以感冒为例，如果家长因

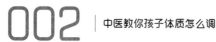

为孩子高热而担心，所以用西药退热，或者因为孩子咽喉化脓了，其他医师开了抗生素，我都不反对家长给孩子服用。但是，原本的中药可以调节孩子的免疫系统，或强化消化系统，抑或是保护呼吸道黏膜，因此，中药都应该配合继续服用。

问 医生开中药，但是原本家里还有西药，我怎么分辨哪种西药跟哪种中药可以一起吃，什么又不能？

答 这个问题跟上个问题有点类似，确实有的西药和某些中药不能合并服用，例如：抗凝血剂和当归会发生交互作用。这些涉及专业的部分，建议还是咨询中医师，或是相关专业的药师。一般来说，只有极少数的患儿，因为原本身体的疾病，会涉及这类较复杂的用药问题。但一般的孩子，中西药是可以间隔服用的。

问 听说吃中药的效果比较慢，大概要吃多久？

答 这个"吃多久"的问题，也是很多家长关心的重点。急性感染例如一般感冒、流感、支气管炎、肠胃炎等在正确的诊断之下，开出适合的处方，也许是粉剂或水煎剂，一般会在 7 天之内缓解。症状缓解之后，还需要吃中药吗？我们的建议是，医师会依照孩子当时的状况，决定是否需要改用一些温和的药物，去调理经过急性炎症之后的身体，此时也许会需要再吃 2~3 个星期的药物，就可以停药。

至于慢性疾病、过敏性疾病以及体质调理，中药疗程的时间，就更没有一致的答案了。家长可以问问自己"期望"孩子达到怎样的目标？例如：过敏性鼻炎的孩子，要达到一整年都没有症状的程度吗？还是，达到"大部分时间没有症状，但如果感冒还是会鼻涕、鼻水直流"的程度。我们会建议在"达成期望"之后停药。如果又有新的要求，例如注意力希望更好等，那么，也许需要继续服药。

问 服用中药是不是可以促进发育（身高）？

答 某些传统药材的效用，确实是针对骨头成长发育而来，但我们必须慎重提醒家长，切勿"揠苗助长"。也就是说，若有长高和发育的问题，还应该咨询有执照的医师，再决定是否用药。（请参考第 067 页《增高转骨之男女大不同》）

问 孩子太胖了，或是孩子怕胖，吃中药可以减重吗？

答 不论是儿童期或是青春期，我们非常不建议孩子使用"药物"达到减重的目的。除了少数孩子因为基因异常，或患其他罕见疾病，体型肥胖需要以医疗手段控制，其他绝大多数的儿童肥胖问题，都应该通过饮食和运动来调整。如果吃某种中药能够抑制食欲（或促进代谢），则会产生某些副作用，如此对于正在蓬勃发育的身体，会带来负面的效果，甚至造成不可挽回的影响。我曾经看过30多岁的女生，因为十五六岁时曾吃过减肥药，导致身体失衡而难以受孕。她必须要花更多的工夫，才能将身体调整回来。

为了孩子一辈子的幸福着想，请帮助孩子建立健康观念和正确的饮食运动习惯，避免让孩子有类似"反正我只要吃药就会瘦"的错误概念。

问 持续服用中药是否会对身体造成负担，即使有依照每个时期的身体特点来调整用药？

答 问得好。如果孩子的整体状况都很正常，医师会请患者停止服用中药。只有当感冒或是身体又出现什么状况时，再考虑服药。也就是说，大多数的儿科患者都是"吃吃停停"，因为小孩不可能完全不感冒。

除了一些顽固的遗传性疑难杂症需要持续性的治疗外，"一直无止境吃中药吃到长大"的例子很少。总之，中药的正确用法是，该吃就吃，不该吃就不能也不需要多吃。这是我一再强调的观念。

第一章

认识儿科中医

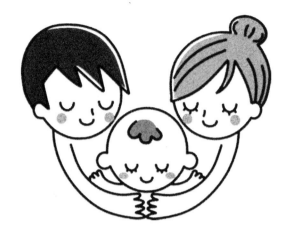

01 中医的原理——不只是调理人体的节律

下图解释了"中医是怎么治病的"。

对于小朋友常见的疾病，这个图也适用，而养生保健的秘诀也隐藏在其中。如果我们的下一代能够从小建立正确的饮食运动观念，长大之后想必能够更健康，这样整体降低疾病发生率的"治未病"概念，才会真正被大众认可。

关键词

脾胃	偏性
外治法	夜奶
致中和	日夜节律

 中医教你孩子体质怎么调

强健的脾胃是人体防御的第一道关卡

首先，从左上方的那棵树，以顺时针方向开始外圈的流程。

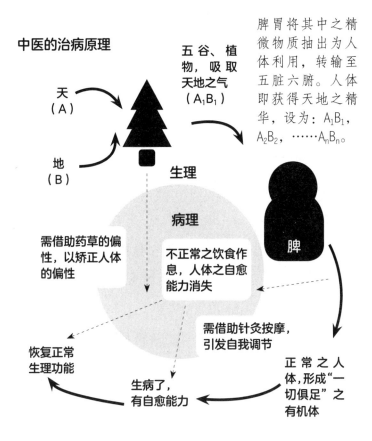

中医的治病原理

天
（A）

地
（B）

五谷、植物，吸取天地之气（A₁B₁）

脾胃将其中之精微物质抽出为人体利用，转输至五脏六腑。人体即获得天地之精华，设为：A_1B_1，A_2B_2，……A_nB_n。

生理

病理

需借助药草的偏性，以矫正人体的偏性

不正常之饮食作息，人体之自愈能力消失

脾

恢复正常生理功能

需借助针灸按摩，引发自我调节

生病了，有自愈能力

正常之人体，形成"一切俱足"之有机体

我们每天吃的五谷杂粮、各种蔬果，都是植物在特定的环境条件下，吸收天地的精华后，再由农民收成而获得的。这里标注"药食同源"的开端。以及顺带提及，黑心或是受到各种污染的农作物，对人类的健康危害极大。

我们每天摄取的天然食物进入肠胃系统，消化、分解、抽取、吸收，将各式各样的养分拆解，再重新组合成身体能够利用的能量和物质。这里的"第一个关卡"是什么？就是强健的"脾胃[1]"。

"一切俱足"的人体状态

中医讲的阴阳是什么？从营养学的观点切入，阴是物质，用 A 来代表；阳是能量，用 B 来代表。假设一种植物含有 $A_1 + B_1$、$A_2 + B_2$……这样的"营养物质 + 食物能量"组合，我们食用多种各个季节的当令农作物，身体就能够得到 $A_n + B_n$ 的营养。这样理论上趋近于无限大种类的质能组合，就让正常的人体充分运用，因

---

[1]脾胃：中医的概念比较广泛，例如中医五脏六腑的脾胃，定义上包含西医所说的解剖构造上的脾胃（器官），但又不只是解剖构造上的器官。中医的脾胃除了消化，还跟免疫系统与造血系统等有关。

此，造就理论上"一切俱足"的人体。

以中医的角度看待营养，营养不只是物质上的各类养分，例如氨基酸、糖类、维生素等，更包括各式各样的能量。这些能量，蕴藏在一年四季、风霜晴雨、高山大河里。令人感叹的是，因为人类的耗用，现今的地球渐渐病了，万物蕴含的能量渐渐地也不比以往了。

巡逻系统的失常是癌症发生的主要原因

理论上"一切俱足"的人体，自然会分化出负责巡逻的部队——有负责处理小坏蛋的部队，以及负责抵御外来敌人的部队。例如：流感病毒这类外来的"大坏蛋"，身体当然会启动一系列的应对措施。这部分很容易理解。

顺带一提，已经俨然成为"常见慢性病"的癌症。每一个不管多么恶毒的癌细胞，原本都是我们身体里的正常细胞，那么，它是什么时候开始变坏的呢？答案是：不知道。这就必须要靠刚刚提到的"巡逻部队"，无时无刻不在发挥其正常运作。只要一发现小小的细胞有了初期异常病变，就马上联系快速歼灭部队，在它们还没形成严重病变之前，便将之处理干净。

很遗憾的是，如今大多数的人，也许因为忙碌、压力，也许因为耽于玩乐、作息失常，或许是因为吃了太多不健康的食品，也可能因为遭受环境的污染而导致体内这支多样化的、分工精良的部队，渐渐地失去了功能。所以不要说是癌症，就连患肠胃炎、感冒，也渐渐落到了不吃药好像都很难痊愈的地步。

中医外治法必须借助经络系统

什么是外治法？包括针灸、按摩、刮痧、拔罐等，只要不是经过肠胃吸收的，都算是外治法。而这些治病方法，是怎么在人体发生作用的？

首先，要靠我们遍布体表内外的经络系统。从穴位也好，皮部（表皮层）也好，筋经（肌肉层）也好，刺激经络之后，再联系脏腑，引发身体的"自愈反应"，启动之前提到的巡逻部队，便能够歼灭敌人，或是修复损伤，恢复健康。

至于内服药物，就是回到第009页图中左上角那棵树，它代表着历代中医从成千上万的植物当中，选取的较为代表性、较稳定的数百种能够入药的植物用来治病。

中医的意义是矫正人体的"不平衡"

所谓的"中"医，是"致中和"的"中"。人体

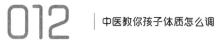

发生了不舒服，不管是外来的原因，还是内生的原因，总之，造成了现况的"不平衡"。这种不平衡，是以局部的"偏性"来展现。举例来说，感冒后出现咳嗽、黄痰，肺的系统是"偏热"的，如果是一个平常胃就不好的患者，此时胀气或拉肚子，脾胃系统在这时候也许是"偏寒"的。于是，医生选取了能够"平衡肺热"的药材，来"凉肺"；另外选取了能够"平衡脾寒"的药材，来"温脾"。这样就是运用药材本身的"偏性"，来纠正人体现在局部或整体的"偏性"状况。

当然，实际临床上诊断开药的机制没有这么单纯，要温多少？要寒多少？不同部位之间会不会互相制衡？哪些不平衡是暂时性的、外来的？哪些又是患者原本体质引起的？这些因素医师都必须考虑清楚，再下处方。

服用中药是有病治病，无病强身？

了解上述观念后，我们再强调一件事："中药不能没事乱吃！"

即使是一个体虚的患者，医生选用了某些能够"强身健体"的药材，最有名的大概就是"人参"来协助这个患者，在短期内，将体虚的部位，例如肺、脾等强化起来。达到目标之后，医生就会换处方，调整其他的部位，或是请患者停药，因为，如果再继续吃这些本身具"偏性"的药材，身体终有一天也会"偏往另外一边"。这就是俗话说的"补过头"，也许反而造成肝功能异常，得不偿失。

对于新生儿的夜奶，现代医学的答案也许是：因为身体发育还没成熟，必须每隔3~4小时就进食，没办法挨饿那么久。的确，随着宝宝肠胃系统愈来愈成熟，渐渐地就可以睡整夜，不需要喝夜奶。

中医是怎么看这个问题呢？中医从肠胃系统是否发展出"自然节律"来看这个问题，正好拿来印证前面的说法。

正常的人体，入夜之后，肠胃系统会渐渐休息，连循环系统也会降低"输出功率"，让血液集中于两个地方：一是大脑，将一整天经历的、输入的、学习的重整、储存等（请参考第182页《小儿睡眠》）；另外一个区域是肝脏，这是因为肝脏在夜间要进行很多的解毒与

02

从新生儿夜奶
看中医的『平衡』观点

关键词

夜奶	病理机转
自然节律	失衡
免疫功能	平衡态

净化的工作。

让婴儿发展自然的日夜节律

一个具有"自然节律"的人体，应该具备的状态是——春生、夏长、秋收、冬藏。一日之中，早晨如春，午间如夏，傍晚如秋，夜里如冬。初生的婴儿，其实还留有胎儿期的习性，自成一格，但家长要慢慢引导，让宝宝发展自然的日夜节律。

常见的婴儿作息：睡两个小时，起床饿了要奶喝，喝完，拍嗝，躺着玩一下，换尿布，又再次睡去。整天如此，不断循环。有经验的保姆都会叮咛新手爸妈：将婴儿床设置在白天照得到和煦且不刺眼阳光的房间，夜晚的窗外如不会有人工照明干扰，就不需要遮光窗帘。这样做就是希望在婴儿渐渐长大的过程中，让大脑自然接受到日夜光线不同的刺激，逐渐发展出和正常大人一样的日夜生活节律。

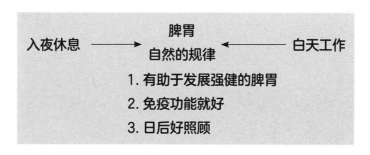

入夜休息 ⟶ 脾胃 ⟵ 白天工作
自然的规律
1. 有助于发展强健的脾胃
2. 免疫功能就好
3. 日后好照顾

让婴儿发展自然的日夜节律的重要性

半夜肠胃有正常休息—身体更能将资源分配给重要的"大脑"—于是宝宝的认知发展能够更优秀。在注意缺陷多动障碍（多动症）研究中发现：睡眠品质好会减少注意缺陷多动障碍（多动症）发生概率。

回到对于"生病"的定义，中医认为只要是人体内环境发生任何的"失衡"，就算是生病。

这个失衡可能是由于外来的病因，例如病菌、天气变化、外伤等，也可能是人体内部的病因，例如饮食不当、作息失常、压力、情绪、劳累等。各种病因套用在不同"体质"的人体，就衍生了不同的"病理机制"。

医生的作用就是找出这样的病理机制，适时地用适当的方式，例如药物、针灸，或其他外治法来扭转病态的失衡，让人体恢复"平衡态"。

中医的强项是调理体质？没错，但又不只是调理体质，而是让体质恢复正常之后，改变原本的疾病状态，让身体更健康更长寿，古人云"祛病延年"就是这个意思。

简易分辨孩子的体质

体质是中医诊疗的一个特色，理论上，体质有阴阳寒热虚实之分，但是在人体的能量还没有出现精确而客观的仪器能够去测量分析之前，评估体质还是要从身体的"反应形态"来推估。例如，外界的温度下降，人体为了维持"恒定"的体温，势必需要启动某些机制，这些反应过程就可以作为体质分类的参考。

对于小朋友而言，究竟适合使用哪些中药材，以及饮食该注意什么，生活该注意什么，最基本都要先了解体质。细致的体质分辨，则是中医师专业训练重要的一环。

医师面对小患者，必须进行"四诊合参"，望（望气色，观察行动力）、闻（听声音语调，听讲话内容）、问（问症状，问生活作息）、切（脉诊，腹诊），再依据中医理论归纳，才能得到孩子体质的整体"轮廓"。小孩子的表达说明未必准确，所以问诊基本上会以照顾者提供的情况为主，但也有少数案例，孩子会比家长更清楚自己的身体状况。

为了让家长们平日也能初步分辨孩子的体质状况，在第020、021页简单设计了 A、B 两区勾选式的量表，只要觉得孩子符合其中一项，就可以打钩。即使 A 区和 B 区同时有许多项符合，也是可能的。

举例而言，孩子在 A 区（包括 A1、A2、A3）总共符合七项，但在 B 区（包括 B1、B2、B3）总共只符合一项，这样当然就是比较偏向燥热性的体质。饮食上就要避免食用燥热的食物。

相对的，如果在 A 区符合很少，但在 B 区符合多项，则孩子属于比较虚寒性的体质。饮食上就要避免寒性的食物。

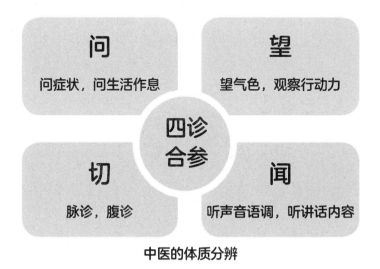

问
问症状，问生活作息

望
望气色，观察行动力

四诊
合参

切
脉诊，腹诊

闻
听声音语调，听讲话内容

中医的体质分辨

A 区（燥热体质）

A1（对疾病的反应）

☐ 感冒时容易发高热（＞ 39.0℃）

☐ 感冒时容易咽喉肿痛

☐ 感冒时容易便秘

A2（对环境／天气改变的反应）

☐ 环境变热时比较耐不住（比较讨厌）

☐ 天气变化时（不管冷或热）容易大便不通

☐ 喝热饮或热汤时容易流鼻水

☐ 很少晕车／船／机

A3（心理及活动／精神运动特质）

☐ 讲话快，讲话多，声量大

☐ 个性较外向，活力十足

☐ 不易入睡，或在睡眠中易醒

A 区符合共＿＿项

B 区（虚寒体质）

B1（对疾病的反应）

☐感冒时大多是低热（＜38.5℃）

☐感冒时比较少咽喉肿痛

☐感冒时容易腹泻

B2（对环境／天气改变的反应）

☐环境变冷时比较耐不住（比较讨厌）

☐天气变化时（不管冷或热）容易腹泻

☐喝冰饮或吃冰时容易流鼻水

☐容易晕车／船／机

B3（心理及活动／精神运动特质）

☐话较少，声量较小

☐个性较内向，活力较不足

☐容易入睡，或睡眠中很少被惊醒

B 区符合共＿＿＿项

传统的观念吃中药的禁忌很多，不能吃萝卜、空心菜等，这些观念都应该予以纠正。实际上，吃中药只要遵守不能和茶叶或咖啡同时服用即可，而孩子本来就很少也不该接触茶和咖啡，所以并没有这层问题。

需要禁忌饮食的关键因素是"体质"以及某些特殊"病情"。这是看中医时必须跟医师询问清楚的。每个孩子的体质不同，则日常饮食需要忌口的食物也不尽相同。绝对没有类似"都不能吃水果"这类事情。均衡而自然的营养才是我们一直强调的重点。

或许很多家长在填答量表之后会发出这样的疑问：

孩子在 A 区（包括 A1、A2、A3）总共符合四项，但在 B 区（包括 B1、B2、B3）加总也符合四项，这样孩子的体质到底是比较偏燥热还是比较偏虚寒？

我们的建议是属于"复合性"或"敏感性"体质，饮食上，既不宜吃燥热性食物，也不宜吃寒凉性食物。应该加强运动锻炼，增进心肺功能。

事实上，没有人的体质是呈现"绝对百分之百虚寒"或"绝对百分之百燥热"。身体的五脏六腑，气血运作如此复杂，每个人的体质或多或少都兼有两种甚至更多的特性。仔细厘清不同的身体特性，在不同的条件下，如何交互作用，身体会如何因应，而中医介入之后又会

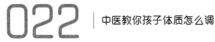

造成怎样改变，进而运用于治疗疾病，或是促进健康，这正是专业中医师的职责。

因此，任何媒体、网络平台上关于"养生秘诀"的推荐，首先，都应该回到"体质是否适合"的根本问题上。体质适合，则有益于健康；体质若不适合，就可能有损于健康。照顾者都应保持着谨慎的态度，咨询专业人员后，再给孩子使用。

04 让孩子开心接受中药

直到现在，我还清楚地记得一幕景象：当时我还是个五六岁的小孩，奶奶在家里追着我跑，从厨房追到客厅，手里端着黑漆漆的药汁，而我爬上爬下，左闪右躲，最后在客厅沙发椅背最高处，连哭带吼地就范，捏着鼻子喝下一整碗苦涩的中药。

科学中药与水煎药的差别

今日普遍在中医院使用的科学中药颗粒剂，在儿科应用上，至少有两项优点。其一，是储存和取用方便。当医师完成处方，中药颗粒剂会依照处方比例混合均匀之后，封包在自动包药机的药袋里，密封性和防潮性都比传统为优。

关键词

科学中药	蜂蜜
水煎药	甜味剂
赋形剂	中药蒸汽

如果存放在一般家用冰箱的冷藏室，至少一个月内都可以确保品质。要使用时，撕开一包，即使被孩子打翻，或是孩子喝了又吐出来，再取用下一包即可，不需要再开炉火熬药材。

其二，是颗粒剂的气味相对较"不浓烈"。这跟颗粒剂的制造过程有关，当然也跟剂量有关，不过如果进行简单的比较，以"黄芩"为例，熬煮过的传统水煎剂比较苦，颗粒剂尝起来则没有那么苦。

即使没有那么苦，大部分的孩子还是不愿意乖乖吃中药。这时，照顾者需要的是一点小技巧，加上很多很多的耐心。

新手父母喂中药的秘诀

我的大女儿十个月大时，因为感冒，我开了中药给她。起初，先用小汤匙，舀一点药粉，放到她嘴巴里，结果可想而知，立刻吐出来。接着，我想到把药粉加少量的水，调成糊状，像是副食品的食物泥那样，再用小汤匙送入口中，结果一样，还是吐出来。

好的，那么加比较多量的水试试总可以吧。于是，我把一包大约 3 克的药粉，兑 80 毫升的温开水，搅拌均匀，再放根短短的吸管，让她自己吸。结果，虽然第一口愿意吞，但一口之后，就皱眉摇头不愿意再喝了。

如同大多数的新手父母一样，我也是当了爸之后，才学着当爸。于是，我放弃似的把小玻璃杯（其实是烤布丁的杯子）搁在桌上，放孩子一马。然后就在10分钟后，我观察到了让人有点惊讶的现象：药粉冲泡的药水分层了！最底层约占五分之一的高度，是浅咖啡色的粉状沉淀，然后其余上层的部分，呈现较清澈的琥珀色溶液。

好的。有基本化学概念的读者都知道，可以溶解于水的成分，和不能溶解于水的成分，经过这样简单的沉淀作用，就会分离。我端起杯子，凑近嘴边喝了一口上层溶液……口感变好了耶！为什么？

原来，现在的中药颗粒剂，在制造过程中，必须加入一定比例的"赋形剂"，通常就是食品级的玉米粉。当我们将药粉以温水冲泡，中药的成分会溶于水，但这些淀粉是不溶于水的，如果搅拌后立刻就喝，会有"沙沙的"口感。如果沉淀后，取上层的溶液饮用，口感就会变好。而且我也发现，舍弃那些淀粉不吃，疗效完全不会受影响。

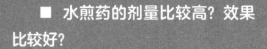

■ 水煎药的剂量比较高？效果比较好？

常见的水煎药 1 日剂量，大约是中药颗粒剂的 3~5 倍之多。水煎药的剂量重，浓度高，所以效果当然比较好，因此，临床上多用于急症重症。如果孩子能够接受，我们还是会用水煎药。但如果要长期服用中药调整体质，就建议用中药颗粒剂，一方面是价格的问题，一方面则是要孩子长期喝水煎药，在心理上也是很痛苦的一件事。

至于为什么中药颗粒剂比较不苦？基本上还是剂量浓度问题，浓度愈高就愈苦。

于是，从此我们家遇到需要喂食中药的时候，第一个步骤就是：沉淀分层。

取出口感较好的药水溶液之后，给女儿试喝，她可以喝得下一两口，但还是喝不完一杯，或需要看她当天心情，或需要拖拖拉拉很久。

接着，我们就想，可不可以在这个药水溶液中添加甜味剂呢？

当然可以，为了让孩子把药喝完，什么果糖、冰糖、蜂蜜等都是可以的。

只是，1岁之前的婴幼儿，千万不能使用蜂蜜！因为蜂蜜可能含有的杂菌无法预测，而孩子的免疫系统还没发育到一定程度时，食用蜂蜜会有被感染的危险。

我女儿就这样直到5岁左右，都靠着添加甜味顺利喝下中药，随着年龄更大一些，她也愈来愈习惯中药的味道，就不再需要添加甜味，能够直接喝药水了。

俗话说："老大照书养，老二照猪养。"后来弟弟出生了，在吃中药这方面，虽然我们有了照顾姐姐的经验，但是必须再进化一下。弟弟的情形是，同样药粉冲泡温水，静置沉淀。不同的点在于，弟弟第一次吃中药是7个月大的时候，也是副食品阶段，刚好也在适应喝白开水的阶段，所以我们尝试用小汤匙，像是喂小口小口的白开水那样，只是把白开水换成了药水溶液，而且是"原汁原味无添加"的药水溶液。结果，出奇顺利！也许咕噜咕噜地喝药水，孩子对于陌生的味道无法适应，但一次一小口，稍微休息一下，或是喂一些其他的食物泥，再回来喂一口药水（有点把药水当作汤品），孩子似乎就比较能接受了。

最后要提醒的是，6 个月以下的婴儿，如果也还没接触副食品（当然也还没开始喝白开水），要怎么给中药？我的经验是，这个阶段基本上很少生病，如果真的要给，那我们就试试"中药蒸汽"吧！

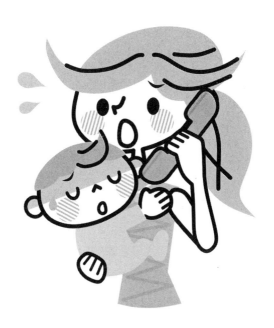

备注：新的观念，吃中药并没有禁忌。只要注意不能用含咖啡因的茶和咖啡来配药即可（但小孩本来就不能喝茶和咖啡）。

育儿私房小秘籍

■ 一般感冒适用的中药蒸汽

材料：鱼腥草50克（干品，中药店皆有售）。

适应证：一般感冒，上呼吸道感染，咳嗽，鼻涕，鼻塞等。

做法：将1升的水，以大火煮滚，然后移到保温电锅，或是电磁炉等，目的是让蒸汽维持较长时间，再放在婴儿睡觉的房间里（注意用电安全与小心烫伤）。

鱼腥草是常见的栽种草药，可以内服外用，售价低廉，消炎、化痰的功效却不容小觑。干品不但没有鱼腥味，还有淡淡清香。蒸汽疗法取的是其精油对于呼吸道的作用。在中药的清热消炎药类别里，鱼腥草算是味道比较不那么苦的，所以也常被儿科医师选用。

■ 家庭小药箱：孩子的备急药

一般健康的小孩，偶尔生病了，疾病种类大抵不出这几种：感冒等上呼吸道传染性疾病；腹泻、腹痛、便秘等胃肠道疾病。如果浏览过中医的经典儿科著作，例如，宋朝钱乙的《小儿药证直诀》或是唐朝孙思邈《千金方》的儿科篇章，你就会发现所用的大多都是某某丸、某某散。这是什么缘故呢？

这都是缘于小儿疾病特点——发作急，转变快。

如果照顾过幼儿，就会清楚体会到幼儿生病的一个特质，常常是白天活蹦乱跳；傍晚却突然感到倦怠；到了半夜已经高热，咳嗽，甚至出现支气管炎。不管是单纯的季节流感，还是新型的流感、夏季的肠道病毒、冬季的诺如病毒，这些病毒感染小宝贝的身体，扣除潜伏期不算，往往都会在 2~4 小时内突然加重症状，8 小时或是半天过去，再带去给医生看，早就过了初期压制的时机，病毒已经肆虐全身。

古代的医疗并不发达，当时的儿科医生便准备了这些随时可以取用的药方，一旦发病，不用等处方，不用等抓药或熬药，短时间内就可让孩子服用，迅速治疗。

以现代医疗的眼光看起来，部分某某丸含有的某些药材，是有些偏颇了，因此，我们很少使用，但"常备、应急取用"的概念，还是应该保留下来。

■ 外感用药

治疗感冒的中药方，多数含有"挥发性"成分，例如鱼腥草、金银花、荆芥。有些不可久煮，才能够适度保留这些挥发性成分。相对地，补身体或调养性质的药材，有些需要较长时间的熬煮，其有效成分才会溶解于水中，以达到药效。

■ 古代的小儿救急丸散

孙思邈的《千金方》小儿篇章，记载紫丸、赤丸、镇心散、寒水石散、款冬丸、地黄丸等。其中有些药材临床效果卓越，所以一直到现在仍是儿科常用药，但更多一些丸散则因为含有矿石药物，现代已经不使用了。

第
二
章

生活习惯与发育

05

一岁前的幼儿饮食

我和大多数父母一样，都是当了爸妈后才慢慢学做爸妈。育儿要谈的层面不少，就先从吃吃喝喝的方面谈起吧。

维持母乳通畅

生命总有可以妥协之处，也总有不可妥协之处。母乳就属于后者，母乳好处很多，在此就暂不赘述，身为中医，重点在于"协助妈妈在漫长的哺乳期，维持乳汁的正常质与量"。说来简单，仿佛一切顺其自然即可。然而即便是妈妈们有爱心也愿意花时间喂奶，却因为胀奶、乳腺不通，甚至乳腺反复发炎，最后不得不退奶的情况也很多见。

关键词

母乳	蜂蜜
乳腺	尿布疹
副食品	皮肤过敏
配方奶	

如果在产后的初期，因为产程影响，也许是妈妈的体质所致，造成乳汁不足，中医可以帮忙恢复身体气血，让乳汁分泌充足。另外，若是乳汁本来就足够，那么中医可帮忙让乳腺"通畅"。许多传统的中药方都有一个特色：通畅，却没有退奶的副作用。此外，预备哺乳到1岁的伟大妈妈们，这一年中，很大可能还会出现乳腺发炎的情况。有些是因为不慎接触辛辣的饮食（从孕期就忌口太久了……）；有些是因为照顾宝宝难免有些睡眠不足；有些是因为挤奶挤得不够勤劳。总之，乳腺炎大多会发生，问题是该如何处理？可以找信赖的中医师开处方，持续吃一段时间，同时达到消炎，通畅乳腺，维持后续泌乳的作用。

育儿私房小秘籍

■ 中医如何处理乳腺炎？

乳腺炎的急性期会以清热消炎的药材为主，例如蒲公英、紫花地丁、黄芩、连翘，再搭配疏通乳腺的药材，例如通草。至于度过急性期发炎之后如何处理，医师会视个人体质调整处方，不见得都适合补气血。例如黄芪、当归、白术；有时患者体质反而需要持续的疏通，例如柴胡、枳壳、陈皮。但不管如何变化，通草这味药材是一定会使用的。

有人会有疑问：我已经发热，乳房很痛，全身不舒服，吃中药有效？当然有效，吃水煎药，好好休息，通常12小时之内就会缓解，又可以恢复喂奶。

喝配方奶不必有罪恶感

奶粉的厂商都是统一口径：最好一辈子养成喝牛奶的习惯。真的是这样吗？

任何营养补充品，都有其好处和坏处，也有不同体质的孩子必须依照体质调整之处。同时我并不赞成像网络上有些"反牛乳"的观点，偏激到让大家都一概拒绝。

我家大宝（女儿）的喝奶过程是：大约7个月时加入配方奶，因为副食品渐渐愈吃愈多，又还在喝母乳，所以配方奶并未占据主位，顶多只是当饮料喝。然后大约喝到1岁8个月，有一段时间都是早晚喝。接着某一天，睡前的奶也戒了（以固体食物当消夜），早餐又喝豆浆，于是奶粉罐便从我家退场。

我们也曾经担心钙质与铁质的问题，所以在饮食

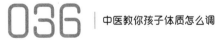

上增加了葡萄、苹果等富含铁质的水果，高钙食材例如芝麻、小鱼干等也要定时摄取。目前看起来，也没有糟糕到哪里去的迹象。至于宝贝到底该不该喝牛奶或羊奶，还是要看体质。原则上，体质偏燥热的孩子，不建议喝羊奶。如果喝牛乳容易腹泻，当然也不需要勉强。至于孩子的体质如何分辨，请参考第018页《简易分辨孩子的体质》。

总之，即使选择喝配方奶，也不用担心，更不需有罪恶感。同时，不要忽略均衡的日常饮食，该补充的钙质与铁质不可缺少。毕竟，食材都是刚从市场买回来（如果是田里刚采收的更好），新鲜上桌，对身体最好。

副食品之何时吃（When）与吃什么（What）

原则上幼儿从4~6个月开始就可以训练吃食物泥，只要他没有立刻将喂食的食物泥吐出来，大概就可以开始尝试了。如同权威儿科医师与最新提出的欧美研究报告所说的，早一点开始添加副食品，呈现多样化的食物，让肠胃与免疫力"提早锻炼"，对于幼儿的体质是有益处的。不过，在此提醒各位，副食品介入的早或晚、吃多少、要配多少的奶，怎么配等都不用太执着，不用为此破坏育儿的心情，保持灵活与弹性吧！

另外，在食材方面，请尽量用自己烹调的新鲜蔬果泥或粥等，如果没有时间制作，则视当天餐桌上的菜肴，取适量压碎或剪碎即可。那些漂漂亮亮装在玻璃瓶里面，陈列在货架上的产品，已经失去食材原本的"能量"了。中医育儿的特色，着重呈现在食材的变化上的，是季节性与体质性。（请参考第 049 页《1 岁以后的儿童食育》）

何时吃肉较合适?

相信很多家长为这个问题感到困扰：为什么宝宝都不爱吃肉肉?

针对肉的问题，有位老中医说过，等到宝宝踏地学走路，开始闻到有点"脚臭"的阶段，表示可以添加少量肉食了。

这个答案很有趣。传统中医概念是：太早给肉，肠胃消化还跟不上，对身体造成负担，所以坏处多过好处。不过"脚臭"这个时间点，也不是绝对的答案，大概 1 岁之后，如果宝宝愿意吃一点细细嫩嫩的肉，例如鸡肉、猪肉，那就给他吧。如果闻到肉就摇头，那就多吃营养新鲜的蔬果、豆腐、蛋。这又有何不可?

幼儿的身体自有特殊的运作模式，现代科技也难

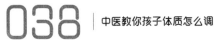

以完全解释清楚，但总是逃不出细心爸妈的观察。例如：某一段时间特别爱吃水果或某种青菜，隔一段时间，却又不吃青菜，只爱吃肉；或是一段时间只爱吃白饭，啥都不用配，给他配菜还会生气……幼儿身体的各部位都在快速生长，某段时间也许会特别需要维生素（神经系统）；某段时间又特别需要蛋白质（酶与免疫系统）；某段时间则特别需要碳水化合物的热量（活动量增加）。我们只要在一定的范围内，一定的均衡比例之内，顺着喜好提供即可。遇到宝宝口味变化的情况除非已经出现营养失衡的症状（例如：生长曲线异常），否则请放松心情，隔一段时间再观察看看吧！

育儿私房小秘籍

■ 为什么闻"脚臭"就可以吃肉？

一般来说，可能是因为开始学步走路，表示足部经络愈来愈成熟，相对地，足部的汗腺分泌，就会开始产生所谓的脚臭。事实上，孩子进入学步期之后，肌肉力量需要更成熟，需要摄入更多肉类的蛋白质，所以有这样的理论也不意外。

零食、速食、乳酸饮料、含糖碳酸饮料完全不需要

以上四类，孩子的身体"完全不需要"！

市售零食只会造成身体负担，免疫力变差，过敏加重。如果长辈为了哄小孩，带去商店买这些东西，偶尔为之无妨，但大多数的点心时间请供应新鲜水果。例如：三颗新鲜葡萄含有的营养与酶，胜过一罐号称含有某种益生菌能够改善肠道环境效果的优酪乳。请多选购新鲜食物，少花钱在商店的冰柜吧！

满周岁再开始吃蜂蜜

为何会特别提到蜂蜜？因为吃中药时可能为了增加适口性，需要添加蜂蜜；或是妈妈会自己调制天然饮料蜂蜜柠檬水、蜂蜜菊花茶等。我的答案跟多数专家一致，等到满周岁，再开始吃蜂蜜比较安全。

周岁，是幼儿消化系统发育的重大里程碑。脾胃的强韧度，基本上满周岁就达到一定成熟度，也是时候接触多样化食物，以便锻炼肠内免疫系统。有的小宝贝即使超过1岁，仍然一吃外食就腹泻，于是妈妈只能小心翼翼，外出或上餐馆时还得自己准备食材。这种状况

是肠胃太敏感，应该看中医吃药调理一段时间，然后再慢慢尝试外面的食物，通常情况会渐渐好转。避免过度保护不放手，因为总有一天要放手，不管是生理或心理。

不同的育儿方法有很多，日本妈妈总满足需求与安全感，德国妈妈着重培养自主社会性。中国妈妈呢？她们吸收很多知识，又有来自上一代压力。在彷徨和自责之间摇摆着的，也不在少数。其实到底该怎么做，本来就没有标准答案！

我的心得可以用一句话来归纳：请观察认识您的宝贝，找到适合他的方法，并且随时、随地、随人、随天（四季气候的变化），不断修正，不断地出新招，或是像迷踪拳或醉拳，有招似无招，无招胜有招吧！

养成吃饭的规矩

陪小朋友吃饭，确实是育儿过程中的苦差事。

不管从幼儿发展心理学的角度，或者从身边实际的例子而言，早一些鼓励小宝贝自己用手抓着吃，对于日后的训练都有所帮助。越早建立"吃饭是一件快乐开心的事"这个观念，越有利于带给孩子正面的"饮食教育"。

从能坐着，第一次上餐椅吃副食品开始，就要注意用餐环境。例如：避免音乐及电视干扰，尽量让小宝贝只专注在眼前的食物，还有您充满爱心与愉快的气氛陪伴。

吃饭时间不要责备小孩，这很多人都知道，我个人的解读是——规矩标准要严格，但是语气与动作必须总是轻轻柔柔的。例如：小宝宝想要自主抓握食物，可以鼓励。如果玩弄食物，因为是探索期，用其他餐具吸引他转移注意力即可，不必禁止。稍大一点，准备加入餐桌礼仪的训练时，如果不认真吃，或不在规定的时间内吃完，那就温柔而坚定地收走，不必大声吼，不必怒骂，这样就不至于让大人伤肝，小孩伤心。

育儿经之穿衣

食，影响的是内在生理环境；衣，则是讨论我们肌肤接触的外在环境，还要兼谈皮肤问题。

穿多少才合适？记得在看过的书中似乎举过这样的例子，如果问孩子冷不冷，而他说不冷，那就让他自己承受着凉感冒的后果。这样建立孩子"自我负责"是很好，不过以现在的环境，我自己也不敢采用这个方法。

当然我也不赞成总是把孩子包得紧紧的，或总让孩子比大人多穿一件。毕竟皮肤毛细血管调节温度的功能是需要后天慢慢去锻炼。中庸一些，总有个客观的判断法则吧？

小儿，冷摸脚底，热看额头

老中医书上说，担心穿不够时，摸脚底，如果还温温的，没事，不用加衣服。如果脚底冰冷，就是穿不够了。反之，一直喊热，是不是穿太多呢？额头出汗，就是真的穿太多了。如果身上出汗，额头不出汗，那还算是在适当的范围，不需加减衣物。这个原则，当然仅适用于没生病时，因为平时身体自然会有体温调节，热则汗出降温，冷则血液循环往内脏保温。如果孩子生病，本来体温调节就乱，就需要另外照护了。

勤换勤洗有效避免尿布疹

除了穿衣让爸妈感到伤脑筋外，0~6个月的新生儿首先会遇到的第一个大问题就是尿布疹！因为这时期的皮肤还非常脆弱，再加上几乎纯母乳的摄取，大便必定稀软水分多，沾在尿布里，浸渍着屁屁，不出10分钟就会带来危害。喝配方奶的宝宝，一般大便较成形，比较不会"泛滥"，相对地对屁屁的刺激范围较小。

这个时期，照顾者当然要辛苦一些，勤换尿布，然后在适当室温下，让宝贝的屁屁透气，这样有助于减少尿布疹的发生。至于另一个疑问点：到底该不该给屁屁"上粉"？从我家大宝亲身试验来看，什么都不要上，清水洗，晾干，对屁屁最好！以前没有纸尿裤，家家户户都用布缝的尿裤，一尿就湿，必须立刻换。拉了粪便马上会渗出来，当然立刻抓去冲洗。

天冷时，生活条件不足，照样用冷水冲洗，尿布洗晾来不及，妈妈们就让孩子光着屁股四处奔跑，反而造就了肌肤的抵抗力。那个时候，哪来那么多尿布疹？唯一的差别，老一辈的人很爱用痱子粉，甚至还有中药房专卖加了中药的爽身粉，其实，不过就是冰片、滑石之类，凉凉的，消炎止痒而已，并没有实质的疗效。不如花时间用天然的方式照顾宝贝。

皮肤的过敏反应来自内脏的变化

6个月之后，来自母体的免疫力渐渐消失，随着副食品的加入，肠胃接触到各类不同的物质，皮肤的过敏反应也愈来愈多。这个时期开始出现的皮肤问题，基本上可以分为两大类：

①家长要紧张的。

②没事，不用紧张的。

我好像听到眼镜破掉或是鸡蛋番茄飞舞的声音。但是，这种分类方式很重要的，我们再以下列两种分类来说明。

◆ 伴随发热或咽喉发炎咳嗽，或者在退热后，还是拉肚子、全身其他地方不舒服。孩子若有任何"不对劲"，例如病毒疹、玫瑰疹，这时候不要把重点放在皮肤，而是要看引起的原因。如有感染，像是肺炎、支气管炎、肠胃炎，针对这些病因去处理，一般来说，这些皮疹都会自然消退。

◆ 因为物理因素（太热或太湿）、化学因素（汗水的刺激）、体内的过敏反应（各种过敏原）而造成的皮肤问题，其实，绝大部分都没有致命的危险，可是大部分的家长，却常常为此抓狂。为什么？因为这种皮肤问题很难消，消了又会来，反反复复。从最普通的痱子，到严重的荨麻疹、异位性皮肤炎，都很难根治，因为体质如果不转变，身体遇到相同状况，照样发痒。

皮肤只是内脏变化的"代罪羔羊"而已，这在幼儿的身上更是明显。可惜现代医学大部分的概念都是——去除皮肤症状！

我家的大宝也是每天这里痒，那里干；蚊子咬，就肿一大包；稍微热一点，流汗之后肘窝和膝窝就起红疹。既然是异位性皮炎，润肤乳液一定要勤抹，夏天要选择较清爽的，冬天或干燥秋季要选择滋润性较足的。含有紫草的药膏，例如紫草膏，可以偶尔使用。

　　小朋友喊痒，影响睡眠，或是抓得血痕片片，做父母的当然心疼，不过很多的皮肤问题，也跟人体的"压力反应"有关系。小宝贝换环境、换保姆，大人吵架、责骂，大孩子在学校遭遇的事情，都可能成为压力源，间接引发皮肤状况。这时，照顾者更要冷静，放宽心，好好想想：最近整体环境是不是有哪个环节出了状况？我曾遇过一个小女孩，只要爸爸出差期间，过敏症状就会加重……孩子身体如此敏感，岂是单一角度的医疗可以解决的呢。顺其自然，照顾好生活起居，营养均衡，少吃零食，多活动，相信难缠的皮肤状况也有痊愈的一天。（请参考第171页《异位性皮肤炎》）

◆ 治疗哺乳期乳腺炎的中药方的特色：通畅乳汁，却没有退奶的副作用。配合水煎剂，可以帮助确保哺乳期的顺利。

◆ 推荐 4~6 个月可以开始喂食副食品，多样化的食物，让肠胃与免疫力提早得到锻炼，对于幼儿的体质有益处，中医的幼儿食育特色是季节性与体质性。

◆ 铁质、钙质、蛋白质等关键营养素，还是从天然食材中摄取最好。

◆ 在适当的范围内，均衡原则之下，顺着孩子喜好去给予食物的种类。除非已经出现生长曲线异常，否则，请放松心情，隔一段时间再观察看看吧！

◆ 越早建立"吃饭是一件快乐开心的事"，对孩子的"饮食教育"越有好处。一个"专心吃饭"的环境塑造是最重要的。

◆ 考虑杂菌的感染风险，满周岁之后才能给予少量蜂蜜。

◆ 穿衣——冷摸脚底，热看额头。担心穿不够时，摸脚底，如果还温温的，不用加衣服。反之，如果额头出汗，就是真的穿太多了。

◆ 勤换尿布，保持干爽，胜过任何痱子粉。

◆ 孩子的皮肤问题，有多重因素影响，切莫治标不治本。

| 中医教你孩子体质怎么调

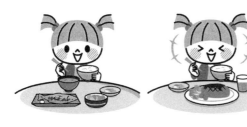

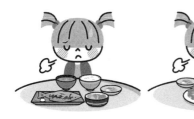

一岁以后的儿童食育

06

　　5 岁的紫萱，懒洋洋地趴在客厅的落地窗前，阳台的盆栽，嫩绿的叶片被雨滴打得垂头丧气。湿湿冷冷的 3 月，下了一个多星期的绵绵春雨，紫萱非常渴望能够出门，在草地奔跑，骑滑步车，失望的心情全写在小脸上。

关键词

季节性	利水排湿
白木耳	脾胃虚寒
滋阴润肺	烹调方式

第二章　生活习惯与发育 | 049

紫萱妈妈熬了一锅清粥，正在砧板上"叩叩叩……"地切着嫩姜丝。待会粥熬得八分妥时，再带上细嫩的猪里脊肉和姜丝，简单以盐提味，再文火收工。端上桌时，嫩姜的清香和里脊肉的鲜味，在整个客餐厅空间弥漫开来，不需要妈妈叫喊，紫萱就会自己跳上桌，一边怕烫吹着气，一边用汤匙舀着粥小口小口地啜。

生姜行气暖胃，粥汤最能补充体力，最适合湿湿凉凉的天气了。

时序进入6月的夏天，原本就有异位性皮肤炎的紫萱，体质偏燥热，在学校活动一整天，有时也不见得按时喝水。傍晚回来，常常是一张脸红彤彤，嘴唇又干又红。紫萱妈妈早就预先准备好了，前一天把白木耳用清水泡软之后，以食物调理机打得烂碎，可以缩短熬煮时间。为了迎合孩子的味蕾，当然枸杞红枣之类可以斟酌加入，记得红枣下锅前要先剪开，更容易为汤头带来甘甜的滋味。

适当冰镇之后的白木耳汤，稠稠的，黏黏的，香

备注： 传统认为红枣的核比较燥热，因此会特别要求使用去核的红枣。其实，用水煮过后，并没有差别。所以现在不必特意去核了。

香甜甜，冰冰凉凉，已看不见木耳的原形，不过，柔润清凉的质地表露无遗。紫萱差点一口气灌下一杯，还要妈妈一直提醒："姐姐，喝慢一点啊！"

白木耳是最经济实惠的滋阴润肺食材，一般的食疗书籍都建议成人在秋天加温饮用，但现在孩子普遍体质燥热，在盛夏就可以先给孩子喝，以预防"火势一发不可收拾"，例如：便秘、嘴破等症状……

南方漫长的夏季，燠热是常态，偶尔路过的台风，会带来些许凉意和气压的变化。2岁的弟弟玺恩，会在高气压笼罩时烦躁，低气压经过时放松。这是妈妈观察到的现象。冬瓜鱼骨汤，是妈妈最常在这个时节准备的汤品。冬瓜能够帮助利水排湿，软烂的冬瓜块，没有杂味，是很得孩子缘的一种瓜类。用较便宜的鱼骨熬汤，是为了增添汤底的胶质，加姜片可以去腥味，还可以平衡冬瓜的寒性。

玺恩当初稍微早产，体质比较偏寒，冬天明显较怕冷。和姐姐同睡一间房，姐姐的被子撩踢得老远，弟弟则把被子抱得紧紧的，收起四肢取暖。南方冬季，时而干冷，时而湿冷。气温不是非常低，但只要遇见湿冷时，玺恩这类体质的孩子就容易喊肚子痛，甚至腹泻。妈妈在这一时节可准备紫糯米，加上桂圆熬煮。紫糯米的质地较弹脆，如果不经过长时间熬煮，坚硬的外壳反而增加孩子肠胃的负担。妈妈用上电锅、焖烧锅，再电锅，反复地熬煮，直到紫米软烂不见原形，和桂圆的香甜味融合成一体。桂圆紫米粥适合脾胃虚寒、瘦弱、易腹泻、易尿床的孩子，能够强健脾胃，补充元气。

中医食育注重季节性

不管是婴幼儿的副食品，或一般幼儿的食材，中医都十分注重"季节性"。虽然现在因为栽种技术进步，好像整年都买得到所有蔬果，但还是建议各位家长要对于"当季食材"（可见下表）有些概念。一般而言，动物性食材冬季会比夏季来得"肥"，因为动物包括水产类，需要抵御寒冷，自然会制造较多脂肪。因此，有些鱼类或蛤蛎，在冬季会特别鲜美。至于蔬果类，一年四季的当令材料变化就更大了，例如，冬季盛产白萝卜、大白菜等，夏季盛产丝瓜和大黄瓜，诸如此类不胜枚举。

需要特别强调的是，现在的小朋友因为体质的关系，大多较不怕冷，在天气转凉的时候，并不需要炖补汤，实际上他们也不爱吃，反而更需要依照时令去调整餐桌上的菜肴。

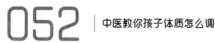

以大环境的四季变化做小范围修正

春温，夏热，秋凉，冬寒，虽然现在的地球是以"极端气候"为特点，不过大致上还可以做到随着大范围的变化来挑选食材。例如：

季节	建议摄取	蔬果种类
春	嫩叶类	高丽菜苗、苋菜苗、菠菜、小白菜等
夏	瓜类	冬瓜、瓠瓜、大小黄瓜、苦瓜、丝瓜等
秋	果实类	莲子、桂圆、葡萄干、栗子、百合、芝麻、花生等
冬	根茎类	白萝卜、地瓜、马铃薯、山药、大头菜等

一段在理论上应该稳定的气候形态中，突然出现暂时的变化。举例而言，在温暖舒适的春天，出现了冷气团，造成气温骤降又下雨，这时候，对湿冷的天气，就可以在日常饮食中，多加一点生姜。秋季和冬季转换时，往往一阵北风，天气就转为干冷，饮食上可以增加一些温润而富有胶质的菜肴，例如鸡汤、鱼汤、马铃薯奶油浓汤等。

干燥炎热的天气饮食原则

饮食要增加"凉润"的食材，例如木耳、海带、石花菜。

带有"酸味"的食材也可以帮助身体适应炎夏，例如柠檬、醋渍类、莓果类（蔓越莓）。使用酸味食材，还要注意肠胃是否能够接受。这时候，也要尽量避免油炸类、烧烤类、酥脆糕饼类、坚果类。

潮湿炎热的天气饮食原则

饮食要增加"利湿"的食材，例如薏苡仁、绿豆、丝瓜、冬瓜。

这时候，要尽量避免太冰和甜度太高的饮食，因为冰容易抑扼阳气，会让多余的水分更不易排出体外，甜食则易造成消化系统负担，且容易生痰。

冷而干的天气饮食原则

饮食要增加"温润"的食材，例如卤鸡爪、鱼汤、鸡汤、浓汤类。

但也要尽量避免大吃高热量食物或大量进补（补过头，适得其反）。偏热性体质的孩子，这时候反而容

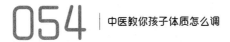

易燥热，多给他们一些白萝卜汤，或是温的白木耳汤，平衡一下。

冷而湿的天气饮食原则

饮食要增加"辛温散湿"的食材，例如姜、葱。

一般不建议吃辣椒、花椒、蒜头，因为这些食材也许可以开胃或是除湿气，但是蒜头、辣椒等辛香料的性质太走窜，也太燥烈，性质比较"烈"，吃多反而引发人体炎症反应。

潮湿炎热 利湿食材	干燥炎热 凉润食材
薏苡仁、绿豆、丝瓜、冬瓜	木耳、海带、石花菜
寒冷潮湿 辛温散湿食材	**寒冷干燥 温润食材**
姜、葱	卤鸡爪、鱼汤、鸡汤、浓汤类

四季的饮食原则

依体质反应模式调整饮食内容

前面谈的是体外的环境因素变化，现在谈的是体内的体质反应模式。不同体质的孩子，当身体遭遇气候变化，或是疾病发作，就会产生各种不同的反应。因此，在饮食上，只可以"随机应变"灵活调整！以下我们预设了三种状况题，家长可自行参考变化。

状况一

孩子是燥热体质，在盛夏又不小心感冒了，可能会出现：高热、鼻血、咽喉肿痛这些非常不舒服的症状。如果没有肠胃不适，饮食该如何调配呢？

"乖乖吃药，妈妈待会儿去买碗冰豆花（不加花生），那种不加任何配料的原味豆花，退冰放凉着吃啊！"豆花类似杏仁豆腐，其实都是豆浆加上盐卤凝结而成，盐卤有点类似中药的"石膏"，有退热作用，很适合体质燥热且又发炎发热的孩子。

状况二

孩子是燥热体质，又是异位性皮肤炎的肤质，正好遇到秋冬之际，凉爽而干燥的天气。手脚弯曲处又开始瘙痒了，愈干愈痒，愈痒愈抓，愈抓愈痒。除了擦乳液，

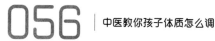

擦药，吃药之外，在饮食上如何调配呢？

"今天你皮肤炎发作了，我们就不要吃你平常爱吃的面包了。妈妈煮了丝瓜粥给你当晚餐，晚餐吃完，有蜂蜜柠檬水，温温地喝，喝完去泡澡，泡澡温度不要太热，也不要泡太久，起来赶快擦乳液。"

丝瓜对于皮肤有稳定作用，蜂蜜和富含维生素 C 的柠檬搭配，也有类似的抗发炎的作用。

状况三

孩子是虚寒体质，平时肠胃就不好，隆冬之际，感冒了，又疑似中了诺如病毒，发热且伴随腹痛、拉肚子。已按时服处方药，也给他喝温的稀释后的运动饮料。退热了，但是食欲仍然不好，这时要如何在饮食上调整呢？

肠胃类的病毒感染，肠胃等于是"前线战场"，对孩子肠胃的耗损很大，也因此，在退热后的恢复期，最重要的就是，饮食清淡而且慢慢增加，最忌讳的是孩子一有食欲，就暴饮暴食，让还没恢复的肠胃又增加负担，可能会导致严重的变症。

我们可以将白米先用炒菜锅稍微炒过，炒到略出香味（不要炒成爆米花），然后下锅煮清粥，这样的清粥对于虚弱的肠胃很有帮助。如果嫌粥太轻淡，调一点点盐巴即可，切忌搭配油腻的菜肴、蛋或肉类。恢复期一样需要有耐心。

烹调方式造就食物属性的差异

常有患者问我："麻油到底燥不燥热？"

我回答："如果汤煮好之后，上桌前，冷麻油加一点上去搅拌，这样的麻油完全不燥热。但如果鸡肉先用麻油和姜爆炒煸香，再加米酒水去煮（传统作法），这样麻油绝对会变得很燥热。"

燥热没有绝对好与不好，纯粹看两个因素：一是吃的人的体质；二是季节性。

再举一个例子，空心菜偏属寒性，很多人都知道。如果空心菜以姜和猪油爆炒，不管加不加沙茶酱和辣椒（餐厅标准做法），这盘空心菜已经不那么偏寒性了。但如果氽烫空心菜，起锅后只是撒盐或拌酱油，那么这盘空心菜还是属于寒性，如果脾胃虚寒的孩子，就别逼他吃太多了，吃多没有好处。

因此，同样一个食材，会因为烹调方式的差异和搭配佐料的不同，例如搭配姜、葱或是麻油，而造成性质的"微幅修正"。

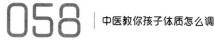

其他的例子还包括: 红凤菜 (因为寒性) 常炒麻油;牛羊肉因为热性, 所以南方菜里面, 只有牛羊肉汤没有烤牛羊肉; 卤猪蹄因为油多, 所以常和笋丝或桂竹笋一起卤。

烹调方式与燥热程度

烹调方式	燥热度	适合食材 / 平衡方式
油炸	最燥热	寒性的蔬果用油炸, 刚好可以平衡。肉类最不适合油炸, 热上加热
烧烤	中等燥热	虾蟹海产天性较寒, 用烤的会比用水煮的好
油煎爆炒	中等燥热	一般蔬菜都可以加姜炒。比较特别的是, 生蛋也属于寒性, 所以油煎蛋或炒蛋, 会比水煮蛋来得好一些
水蒸汆烫	较不燥热	鱼类清蒸比较合适
煮汤	较不燥热	肉类炖汤最好, 可运用长时间以水来稀释食材的燥热性

育儿私房小秘籍

■ 食物属性之活用秘诀大公开

诸如白菜属寒，胡椒属热，相信大家已经从书籍里甚至是婆婆或妈妈的手机群组里学到很多食材的寒热属性了。

给他鱼吃，不如教他使用钓竿的方法。

各位有办法记得全世界所有食物的寒热属性吗？就算都记得，但是在午后的办公室，或是孩子的同乐会，当大家说要"订饮料""订点心"时，面对外送的点菜单，您知道该怎么选择吗？

我所谓的选择当然不只是"依照个人喜好"这么简单的事。而是您有没有办法依照当天的天气、季节，当天身心状况，去"透视"点菜单上的这些品项，然后找出最适合当时的选择。这就是我所谓的活用，也是"让中医走进日常生活"的实践。

例如：今天您工作特别忙，早上跟老板开会，又生了一肚子的怨气，下午的这个时候，感觉口干舌燥、头昏昏的，心情有些烦躁。好了，饮料单来了。即使您平常都点"大杯珍珠奶茶去冰半糖"，现在的您也不适合喝这个。

现在要选酸溜溜的，尽量不甜的，因为酸能够生津，能够帮助解除由于身体内部的火气而引起的烦躁。如果这个饮料还带一点点苦味，就更好了，因为苦能够安神降气，能够让烦躁的情绪稍微改善一些。符合上述条件的，大概就是金橘茶或金橘柠檬茶之类的。

这时候还要知道变通，如果这家饮料店偏偏就是没有金橘呢？那么就选梅子绿，总之就是要尽量选酸的。

换一个场景。今天您不巧患上小感冒，勉强支撑到了办公室——鼻水不停，时而咳嗽，头痛，身倦。午后同事又传来饮料单，而且不好拒绝。这时，怎么选？

首先，还是要避免选择太甜的，还要避免奶类饮料，因为甜度太高或奶制品，会让身体容易生痰（包括鼻涕），在感冒时不适合饮用。酸的好不好呢？可以，含维生素 C 的新鲜果汁类调制的饮品，都还算适合感冒中（不得已要喝饮料时）的身体。

这个时候，首选应该是加姜汁的甘蔗饮品了。姜可以助胃行气，甘蔗则像是天然的"用喝的葡萄糖点滴"，补充体力比较快速。如果刚好这家店没有甘蔗饮品呢？我们再选择温热的金橘、柠檬类产品，也还算是可以接受的选择。

再来说说水果。即使是同种的茂谷柑，也会因为采收的时间、存放的时间不同，性质会有差异。例如，在秋末率先上市的绿皮芦柑，性质就很寒，因为还有加上一个未成熟的因素，更加重了这项果物的寒性。

一般的圣女小番茄，酸酸甜甜好好吃，但是番茄"生吃"毕竟还是属于寒性（煮熟入菜则没有这个顾虑喔），所以脾胃虚寒体质的孩子，或是感冒咳嗽痰还比较多的时候，就建议少吃小番茄。同样是小番茄，性质有无差异？ 有。会随着成熟度、酸度、甜度等条件，造成中医所谓的食物属性的不同喔！ 这点就需要耐心细心的厨娘爸妈爷奶，运用体会和经验去分辨了。

原则上，任何一项食材，或是零食、饮料，在给孩子吃之前，大人都应该先试过。大人吃了之后，身体会有感觉，感觉这个食物是偏寒偏燥，还是太甜或太酸。如果适合孩子，再给孩子食用。

把中医本来用在药材的寒、热、温、凉概念，扩增到日常生活的任何一个食材、任何一杯饮品，乍听是很夸张的事。不过，只要细心去实践与体会，不出多久时间，您就会知道这样的活用是一件很有乐趣的事，而且甚至可以养生防病。

有一个民俗专有名词，经常用在学龄前幼儿和学龄儿童身上，严格定义的话，大约是青春期之前的儿童，若是这群孩子食欲不好或偏食，或是"体重"达不到"长辈们"的期望时，就会寄望于服用中药，看看可否"开胃"？

07 开胃的正确观念

"开胃"中药真的有效吗？

传统意义上的"开胃"，代表的是一种可以让孩子食欲大增，体重也能渐渐增加的功效。只是，吃吃山楂、麦芽、陈皮，真的会有效吗？

我认为，唯有全面检视孩子的生活作息、饮食形态、饮食行为，再根据体质，找出体重落后的原因，对症下药，才能确保有效。

传统上的开胃药物，大多只是"刚好"遇到孩子体能提升，食欲增加而已。

现代儿科医学的生长曲线都是将身高和体重结合在一起观察，我们常听到儿科门诊的医师对焦虑的家长说：

关键词

开胃

X光

手腕桡骨

生长板

Leuplin

Depot

"喔……体重是稍微落后一点，不过，身高看起来是正常的，所以我们再观察一下吧！"

可见医学上，身高相对比较具有"指标性"。但是，骨瘦如柴的孩子，在老一辈的眼里，怎么看都是"不及格"。我们始终相信，正确的饮食观念、足够的睡眠和充足的体能活动，对于大多数的孩子而言，就能够确保拥有"适当的体重"，至于体重是否合乎某些"社会价值"的设定，并不是医学上所在意的。

以胖和瘦相对而言，医学上，过胖的儿童，未来的健康"风险值"较高，例如糖尿病、心血管疾病等。因此，还是奉劝长辈们，少用甜食或含糖饮料当作孩子的"奖励"，尽量用其他东西代替吧！

医生的小叮咛

■ 关于"四神汤"

四神汤包含了：山药、莲子、薏苡仁、芡实。这些都是所谓"健脾"的药材。四神汤对于每个孩子都有好处吗？答案当然是否定的。

四神汤也有其适合的"体质条件"。如果孩子身体比较弱，白白瘦瘦的，胃口不好，粪便容易稀软散的，以四神汤当作食疗是有帮助的。但如果孩子平常就容易便秘、口臭、长痘痘，或是胃口很好，又壮又怕热，那么，吃四神汤就没有什么意义了。

身高发育仍以遗传为主

孩子第二性征启动的时间点，就是家长要开始注意孩子身高的时间点。不过，在第二性征启动"之前"的孩子，如果身高发育得太快，好像也令人担心？

家长 A："我家儿子在小学四年级就已经长到 160 厘米，结果带去照骨龄，说是已经超前太多了，我儿子（的身高）只能再长 2 年，怎么办？"

家长 B："我女儿是一直到小学六年级都还没来月经，小学毕业时已经长到快 170 厘米了……"

各位是否发现，身高的"个体差异"颇为明显，而上述两个例子都漏掉了一个因素——爸妈的身高多少？即遗传基因设定给孩子的身高"期望值"。

而在 X 光判读手腕桡骨生长板的技术，以及第二性征抑制药物出现之前，医生们是如何评估和建议的呢？

当然是依据父母的身高，得出孩子身高的"期望值"，然后对照生长曲线表，再观察孩子的"动态变化"。例如：4 岁以上的孩子，首先了解他每年是否长高 5~6

厘米；是低于这个数值，还是超出这个数值。然后由医师根据经验判断，建议孩子是否要调整饮食，避免食入太多的肉类（毕竟饲养家禽家畜过程中，也许有激素残留），或是建议孩子运动量要增加等。

这样看起来，是不是比较"天然"一点？

我一再强调，现代医疗的进步，减少了孩子的死亡率，也延长了很多危急重症孩子的生命，所以我们在肯定医疗进步的同时，却不应该不经思考，一味地依赖药物治疗。

也就是说，在注重身高体重这些外显身体表征之前，是不是更应该注意孩子的认知发展是否跟得上？语言发展是否正常？还有，现今更多孩子需要注意的是情商发展是否"与年龄相当"？

如果Ａ小孩10岁，身高体重都落后，不过体能正常，睡眠良好，情绪稳定，对于自己的功课、才艺能够发自内心喜爱，注意力正常，该讲话时滔滔不绝，该安静时文静有礼。

而Ｂ小孩也是10岁，身高体重都符合标准，但是暴躁、无礼，讲话不会看场合，对课业和课外活动兴趣缺乏（只爱打电游），该睡觉不睡、该运动不运动等。

那么，哪个孩子才算健康呢？

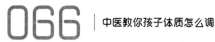

根据不正式的统计，在从未带孩子看过中医的家长当中，第一次带孩子看中医的"主诉"，最常见的是："医生，吃中药调理能让他长高一点吗？"

说来有些惭愧，中医儿科能治好过敏性疾病，能协助处理病毒感染的急症（流感、肠道病毒、诺如病毒等），能帮助孩子的有那么多，但在不熟悉中医的家长心里，中医儿科好像只有"帮助发育"或是"转骨"这项功用。

孩子的身高的确是许多父母关注和担忧的重点，我们就趁着这个机会，把跟生长发育有关的注意事项一次说明清楚。

08

增高转骨之男女大不同

关键词

转骨	二要一不
增高速率	肾气
峰值（PHV）	肺气
营卫气	

认识增高速率峰值（PHV）

诊间常见一个状况：焦急的妈妈带着四年级的儿子来求诊，说身高不够高，希望我们帮忙。解说了所有的事情之后，妈妈终于放下心中的大石头，知道"男生不用这么早担心"，然后，顺口问了一句："医生，那他的姐姐，七年级，是不是应该要带过来给您看看，长不高……"

其实真正需要担心而且特别关注的是姐姐，不是弟弟！

请先看下码图左，女孩的状况。

横轴代表年龄，纵轴代表身高。线条爬升的斜度愈大，代表孩子这段时间长高得愈快。中医谈到长高，总说是"肾气"的作用，其实，肾气代表的是先天能量，也就是"基因密码"蕴藏在生命体的一个规律。

很多长辈以为，在女生初经来了之后，才代表进入发育期，才要注意调理身体，其实这样已经错失了生长发育最快速的阶段了。对女孩而言，在初经来之前的几年，要先有乳房和阴毛这些第二性征的发育，这些发育也各有等级1~5的进程，家长一般有个基本概念即可，留意到孩子开始发育，再咨询儿科医师即可。

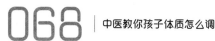

这里的重点是，增高速率峰值（PHV）在女生的时机点，其实是在第二性征刚开始发育没多久，直到第一次来月经，中间的这段时间。以现在小学女生平均情形，如果五年级月经来，那么，从三年级到四年级就是所谓"长高的黄金期"了！错过这样的黄金时期，月经来了之后，当然（如图所示）还是会再长高，但爬升的斜率已经没有那么高了。

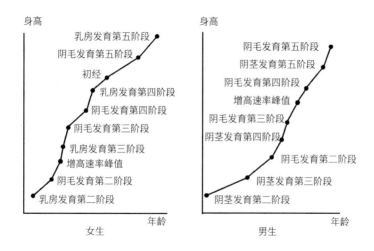

另外，看男生这边的右图，PHV 要一直等到阴茎发育到第四阶段，阴毛发育超过第三阶段之后，才会出现。一般来说，男生的"长高黄金期"落在七年级到九年级之间了。

四大身高成长观察重点

当然，以上是儿科学教科书中，经过大数据统计之后的示意图。并不代表每个孩子都是这样，我们要传达的观念是，女生要请妈妈或阿姨提早关心（观察），当孩子出现第二性征之后就要注意：

◆ **每半年定期量身高，记录下来，提供医师做参考**

一般而言，半年增加 3~5 厘米，还不用太担心。如果半年增加 7~10 厘米甚至更多，就要请医师评估了。

◆ **盯住孩子的睡眠。晚上 10 点一定要上床睡觉**

从现代医学来讲，优质的睡眠和大脑分泌生长激素有关。

从中医理论来看，夜晚是身体能量往体内收藏的时段，白天吸收的养分，在夜晚需要安静的休息，如此更能够转化成生长发育的能量（肾气）。我在临床看过太多熬夜或睡眠不佳的孩子，导致最后身高不理想的例子了。

◆ **给孩子多安排户外的、能跑跑跳跳的运动**

游泳对身体很好，但和长高没有直接关系。骨头需要"垂直于地面"方向的冲击力，更能够刺激骨头变长。如果真的很少运动，至少要跳绳。

◆ **少喝冰饮**

如果孩子运动量大，偶尔喝点冰的无伤大雅。但如果本身属虚寒体质，或运动量不大，再喝冰饮，一定对于身体的能量输送会有不良影响。

长高的关键在"营卫气的正常输送"

什么是营卫气呢？各位可以把孩子的身体想象成一个蒸汽锅炉，当中有生命的能量（火力）推动实质的各种养分（水）。在未达到一定能阶（沸点）的液体（水），仍是液态，所以会因为地心引力而（相对的）难以向上向外输送。它达到一定能阶之后，变成蒸汽，就能够由下而上，由内而外，从内脏往四肢（头面）输送。

这样运送能量和养分的系统，古代中医称之为"营卫"。营卫的功能很多，其中一个是"营养"身体的各个部位；另外一个是"防卫"身体的各个部位。因此，养分输送系统和现代所说的免疫系统，都和"营卫气的正常输送"息息相关。

我们可以想象，孩子从一个只有100厘米高的小小身体，要长成为一个180厘米的大人，需要增加许多的

"物质"（全身的各种组织包括骨骼、肌肉、软组织……），这些物质肯定也需要"能量的正常运送"。

那么，能量从哪里来？除了先天存在于基因里的能量，最重要的，就是每天从肠胃系统摄取来的养分。这些养分要能够有效地转化，然后往四肢（和头面部）运送，接着分送至骨骼肌肉和神经系统……如此才能让身体各部接受到这些养分，正常发育。另外，中医也强调从"肺"吸取进来的能量，也就是通过呼吸作用间接推动了"营卫"。说给小朋友听，他们大概无法理解，不过，大人们只要回想一下，古今中外的气功、瑜伽、拳法……哪一个不强调"呼吸"？同理可证，我们只要抓住关键概念，鼓励孩子多运动，促进心肺功能，持之以恒进行一段时间后，想必就能看到好几个效果同时发生：

一是和"营卫"相关的免疫系统变得正常，会发现过敏症状减轻了。

二是"营卫"正常输送所带来的自然结果——长高发育。

三是因为"营卫"正常了，到脑部的气血也更正常了，所以孩子脑部发育更好，专注力提升，抗压性提升，学习更有效率。

以上只是从中医生理的角度，来解释孩子运动的好处。当然许多转骨药方，都能够促进"营卫"正常运行，但毕竟是外来强加于身体，我们最希望的还是看到孩子开心运动，吃好睡好，不用吃药，也能健健康康又长得高。

■ 关于"生长痛"

生长痛是一个很巧妙的临床课题。

当小患者说脚痛，但没有外伤因素，没有运动过后可能的疲劳酸痛，又不确定是不是"为了装病而喊痛"的心理因素时，到底这样的痛算不算"生长痛"？

◆ 受伤造成的痛，会有红肿热，而且会"愈活动愈痛"。

◆ 运动疲劳造成的酸痛，不会红肿热，但"休息后会渐渐缓解"。

◆心理因素的"没痛装痛"……案情复杂暂且不讨论。

排除以上的状况，如果最近半年这个孩子的身高处于快速成长的阶段，那么就比较可能是所谓的"生长痛"。其实只要

医生的小叮咛

想象120厘米的孩子在几年内要长到160厘米，骨骼要拉长、肌肉要拉长往垂直的方向，给身体的骨骼、肌肉、软组织带来的压力一定会有。那么，我们再复习一下，"生长"需要怎样的条件？营卫气的正常输送，加上"阴质"（养分）的充足供应。

所以，如果孩子的饮食都正常，那么，能够帮到他的就是让他的"输送"比较顺畅一些，热敷、按摩都会有帮助。另外，常常被忽略但是很重要的，就是睡眠！再次强调，睡眠是人体最好且最自然的"养阴"方法。孩子如果睡眠质量够好，那么在成长期，这些身体骨骼肌肉拉长所需要的元素，自然就会充足够用，相对的，不舒服的次数也会减少了。

中医儿科看增高转骨的标准流程

◆ 了解爸妈的身高

遗传基因带来的基本盘，还是要弄清楚。中医并不是想要违逆自然。

中医教你孩子体质怎么调

◆ **了解过去一段时间孩子身高增加多少**

先前提到的身高"斜率"很重要。

◆ **从性别、年龄、第二性征等表现，评估孩子目前位于哪一个阶段**

一般而言，女孩子需要提早注意，男孩子可以再耐心等等。

◆ **评估孩子是否有过敏性疾病**

过敏性鼻炎、哮喘、异位性皮肤炎，这些都会影响睡眠和运动，同时，也都根源于肠胃系统的健康状态，所以需要同时处理。一般而言，如果过敏严重，我们会先帮孩子改善过敏，再调身高。

◆ **食欲和饮食均衡的评估**

虽然现在孩子大多衣食不缺，但还是要叮咛，吃得均衡，吃得开心。

◆ **对着孩子当面叮咛长高的"二要一不"**

即先前提到的，要跳、要早睡、不要吃冰。让孩子好好听进去，如果自己有想长高的欲望，比较会自发地遵守约定，比起大人一直提醒来得有效。

◆ 测量记录当下的身高

◆ 把脉，开立处方

转骨中药处方大揭秘

如果经过上述的评估，孩子确实需要服用所谓转骨的处方，那么，大致上会是哪些药材呢？

① 维持正常肠胃消化吸收的药材，例如党参、白术、茯苓、麦芽。

② 促进血液循环的药材，例如桂枝、当归、川芎、鸡血藤。

③ 促进营卫输送往骨质的药材。这个部分传统上会有点接近骨伤科的用药，例如续断、骨碎补、钉地蜈蚣、九层塔根。

④ 让身体能量运送顺畅的药材（理气药），例如枳壳、桔梗、郁金。

⑤用来平衡燥热的药材，避免处方太燥热，例如麦冬、天冬、黄芩。

⑥调味用的药材，例如生姜、红枣、枸杞、甘草。

实际上，还是会依据各个孩子的状况微调。值得一提的是，传统上，这样的转骨处方还建议需做成"药膳"，也就是药材和排骨或鸡肉一起炖煮。我们也常建议妈妈在周末进行炖煮，然后分成数份冷藏，再分几天加热给孩子服用，这样也避免每天都在熬药的麻烦。

备注：中药也是药，都有副作用，一定要经过合格医师诊察体质开立处方。我们强调整体依据孩子体质订制处方和生活作息方案，所以不鼓励自行使用单一药材且不经过医师评估就使用。所以，如流传的单用九层塔根煮水，其实效果不大。

09

男女孩的性早熟

关键词

性早熟

第二性征

高热量饮食

西式糕点

有氧运动

所谓的性早熟（不管男孩或女孩），就是指"第二性征"开始的时间点太早了。对于男孩女孩的整体发育都是不利的。多早算是太早呢？以目前市区的平均值而言，我认为，如果女孩在8岁（男孩在10岁）就开始第二性征的发育，这样便需要特别特别注意，提前预防。

如果到了使用第二性征抑制药物说明情况已经严重了。西医会使用抑制激素的药物，但站在中医"养生防病"的立场，当然希望家长们在孩子从三五岁会吵着吃炸鸡、薯条等零食的阶段，就要开始注意，而不要哪一天变成必须用西药介入的程度。

从小调整生活饮食习惯

在生活饮食作息方面，不管男孩或女孩，都要注意"高热量、高油脂"食物的摄取不能过量。我们在食育一章曾提过，肉类的"烹调方式"与健康有关系，同样的鸡肉（我们假设是安全且无药物残留的鸡肉），用炸的当然不鼓励，用烤的也尽量少吃，最好就是低温拌炒，甚至水煮。如果我们无法确定是安全的肉品，那么，外面贩售的鸡肉就更要少吃了。

原则上，药物在饲养过程中的使用，体形愈小的动物，残留会愈多。所以猪肉会比鸡肉安全。

另外，孩子最爱的西式糕点、饼干等的问题出在哪儿？大量奶油的高油脂及糖分，或是巧克力之类的点缀物衍生的高热量问题。所以西点类，不是不能吃，而是不要过量。

蔬菜水果类，在幼儿期是很重要的一环，即便不爱吃菜，也要鼓励多吃新鲜水果。现榨果汁能取代水果吗？不能，因为果汁的热量还是有点太高了。

规律的有氧运动是最好的处方

另外，就是从幼儿期就非常重要的体能运动。各位了解本书反复提及的营卫气输送了吗？如果了解，就更能够体会让孩子正常发育（让养分送到骨骼四肢，而不是只送到生殖系统）的最天然的方法——不是吃转骨秘方，而是规律的有氧运动。

城市里的幼儿常因为学校环境的限制，运动不足，这需要家长多加把劲，带他们出门运动、锻炼体能。为什么我一直强调 3~5 岁的幼儿期？因为唯有从这个时期就开始全面建立良好的生活饮食和运动习惯，才能有效预防进入小学之后，生长发育或是其他更严重的问题。

医生的小叮咛

■ 长太快可能不是好事情？

半年里面长太多（超过平均值），就要担心生长板是不是会提早闭合，或是提早进入青春期（性早熟），所以才说要请医师评估。

生理痛本来是妇科的范围，不过，很多小女生在初经来潮时，竟然就开始生理痛，所以针对这样"原发性痛经"（并非因为其他疾病而引起痛经，只是生理上体质上的痛经），我们在此做个说明。

正常月经的运作原理

正常条件下，这一次的月经将结束时，随着身体激素的调节，子宫内膜就会开始启动下一次孕育生命的准备，血液量会渐渐愈积愈多; 在排卵后第14天，如果没有受孕，则身体会启动另外的机制，让这些血液开始崩解，然后促发子宫收缩，排出经血。这个启动崩解的过程，在中医理论上，牵涉两个主要的机制：

①正常的血液循环（营血），尤其是下半身的血液循环。

常见的例子是，这个月感冒了，于是身体必须将血液能量都派去对抗病菌，相对地，给骨盆腔的能量质量不足。

10

令人苦恼的生理痛

关键词

痛经

生理痛

原发性痛经

月经生理

经前综合征

或是，这个月去了高山或寒冷的国外景点，身体有些受寒，身体相对的血液养分分配出问题，结果月底应该来的月经没来，或是虽然来了却很痛。

②正常的神经内分泌调节（肝气疏布与下降）。

常见的例子就跟心理情绪压力很有关系。比方说，初中生这个月因为考试压力大，所以影响脑部的神经内分泌调节，也就是肝气疏布出了问题，导致月经没来或是痛经。我们可以想象一个比较"生活化动态"的场景，情绪和压力的中枢都在头上（脑），当事情愈忙，功课愈多，或烦恼愈多，孩子身体的能量都"聚在上面"，而且"卡着，下不来"，然后火气就跟着这些能量，也聚在上面，于是脸上冒痘痘，或是口干口臭，或是情绪暴躁，睡不好……以上都跟姐姐妈妈的"经前综合征"是同样道理。如果肝气能够适时进行调节，于是"该降下来的就降下来"，睡也睡好了，痘痘也消了，心情也平静了，然后月经该来也来了。

预防青少年生理痛

经过上述的说明，我们就可以了解，如果要预防青少年的生理痛，要怎么做？吃不吃冰只是其次，要看体质，重点是：要充分运动啊！初中课业那么重，哪有时间运动？就看各位家长，是孩子一辈子的健康重要，还是短时间的学业重要了。

另外，即使不吃冰，而且常运动，为何还是有人月经不准时，或是痛经？这就是上述的"心理情绪压力"因素了。别以为孩子现在课业不重，每天嘻嘻哈哈的，就是"没有压力"。多久没和青春期的孩子好好敞开心扉聊天了？孩子在外面发生的任何大小事都会跟您分享吗？青春期身心发育最重要的——人际、情感、自我价值重整——都好好关心认识了吗？

孩子正处于青少年阶段，这些孩子的妈妈常跟我诉苦："我突然觉得我不认识家里那个孩子了……他真的是我一手带大的那个小宝贝吗？"千言万语，还是要从预防做起，我的建议还是小学阶段就要多关心，多鼓励，建立亲子默契互信！

这位初二的女孩，四肢细长，体态优美，是学校热舞社的台柱，身高在小学六年级时就已经超越妈妈了。原本身体没有什么大问题，这次来到诊间，妈妈说：

"刘医师，她生理期终于来了。"语气带着"松了一口气"的感觉。

"但是超痛的！"女孩抱怨似地大喊。

"没办法啊，每次叫你少吃一点星冰乐，你都不听……"妈妈立刻在旁边补充。

我帮她把完脉，问：

"你是月经快要来的时候痛？还是来的第一天痛？还是来了之后过几天才痛？"

"第一天最痛，第二天好一点点。"她回答。

依我对她的了解，平常运动量是很足够的，唯独可能冰饮真的喝太多了。另外，她从小学起，就对自己的学业或课外活动表现"求好心切"，所以，现在会发生痛经的情形，跟初中生活更忙碌，压力更大，应该脱不了关系。

"你从这个时候开始，一直到大约 50 岁，都会有这样的月经，所以从现在开始就要养成习惯，每次哪一天来，哪一天结束，痛不痛，有什么不舒服、怕冷、拉肚子……都要清楚记录下来。这些是你的身体在对你'说话'，你要用笔记本记录或用手机软件记录都好。可以做到吗？"我开完处方转过来面对女孩，直视她的眼睛对她说。

她点点头。

"还有，你希望你每个月一直这样痛……到 50 岁吗？"我再问。

她低头，不情愿地摇头。

 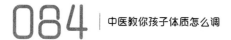

"所以，你的身体既然现在告诉你，要少碰冰饮，那只好忍耐……还好你一直都有运动的习惯，所以，我想这个忍耐应该也不会太久啦……"我继续解释着。

我给这个女孩开的处方，包括了可增加腹部营卫循环的艾叶、干姜，以及协助肝气"舒压"的柴胡、陈皮、枳壳。另外，因为她们母女其实很少好好吃一顿正餐（不是没钱，而是习惯以沙拉、面包等轻食解决），所以处方里面一定要顾及脾胃，就用了茯苓、玉竹、甘草。

吃什么中药材其实不是重点，如果她能够持续运动，确实忌冰饮，吃均衡营养的三餐，并试着让自己放轻松一些，她的痛经很快就会不药而愈。

11

儿童视力保健

关键词

斜视

弱视

UV

蓝光

热敷

眼球运动

大部分的孩子，眼睛发育都是正常的，少数会在六岁之前出现斜视或弱视，不过，上了小学之后，近视概率却大幅度增高。到底该如何预防近视，是很多家长关注的焦点。

我在临床上也遇到过，粗心的父母亲，从婴儿回家的那一天起，就日夜开着大灯让婴儿睡觉，结果孩子长到 3 岁多就开始出现视力问题。

那么，中医怎么看这些婴幼儿的眼睛问题呢？我们还是从现代医学的统计和知识，一起来逐步了解。

婴幼儿的正常视力发展

妈妈怀孕的第 22 天起，胎儿的眼睛开始发育。从这个起点，任何对于母体或胎儿不利的因素都有可能造成胎儿先天的眼疾。

婴儿诞生时，对于强光应该已有闭眼的反射动作。不过，如果是突然靠近眼睛的异物，闭眼反射要到 5 个月大才会出现，也因此这个阶段照顾他们时要注意头发、各种线头，甚至是家中其他较大幼儿突然伸过来的指甲。

出生到 4 个月大，视网膜的感光细胞，便已经发育至和成人相同的"数量"，但是"功能"还差得远，还需要更多时间使其发育成熟。

6 个月大，双眼的协调运动才趋近成熟，基本上具有深度和立体的视觉，但是大脑能否意识到"这个是不同深度的地面，会摔下去"那又是另外一件事。

0~3 岁是视力发育最关键的时期。视网膜和视神经的知觉是一回事，眼球能否灵活运动又是另外一回事。适当的外界刺激，有助于宝宝视力的发育成熟。例如：颜色对比强烈的简单图形，贴在婴儿床边，吸引宝宝的目光，也可以一段时间变换位置，让视觉焦点移动追逐的功能渐渐发展。

满 1 岁的幼儿应该具有 0.2 的视力，3 岁时可以达到 0.6 的视力，什么时候能够达到成人 1.0 的正常视力呢？答案是 4 岁左右。

4 岁之后视力就要走下坡了？

天啊！这和大人"在 25 岁之后就开始老化"一样的残酷，但却不得不面对的现实。4 岁的小孩，早就能够跟您抢手机，争平板，也知道怎么用"一哭、二闹、三狂哭狂闹"来延长看卡通的时间……所以，各位家长只能有一个中心概念：眼睛要用一辈子，没有得换，所以请严格地"规范"小宝贝使用电子产品的时间。爱他，就要给他正确的"框架"。

6 岁之前是治疗弱视的最佳时期

什么是"弱视"？医学上的定义，弱视是幼儿（严格来说应该是 4 岁之后）单眼或两眼视力，无论怎么矫正都无法达到 0.8 视力。弱视发生的概率是 3%~4%，在儿童眼科不算罕见。

引起弱视的原因是什么？举例说明，一儿童右眼的近视度数过高，和左眼相差 200 度以上，则右眼用起来吃力，久而习惯偷懒，则右眼渐渐就愈来愈差，这样

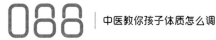

就引起右眼的弱视。

另外，像是因为某一眼的眼球偏转外侧（俗称脱窗）或偏内侧（俗称斗鸡眼），造成双眼影像产生复合不清楚，大脑会习惯于去抑制斜眼的那一边，久而久之，斜眼的那一边就可能产生弱视。

其他包括任何的先天性眼疾或后天的外伤，造成某一眼较差，用进废退的结果，较差的那一边就会更差，而产生弱视。

总之，弱视治疗和检查的黄金时期都在 3~6 岁，这方面当然需要西医眼科的协助，提醒家长不要忽略了孩子任何的歪头、眯眼习惯，这些表现都可能是弱视的征兆。

斜视，发育关键就是 6 个月大

刚刚提到的脱窗或斗鸡眼，就是医学上所称的斜视的一种。还记得婴儿的视力发育吗？从出生到两个月大，因为眼球运动还不成熟，本来就可能歪斜。一般在 3~5 个月大，两边眼睛渐渐就会协调了，也就是平常和婴儿互动时，当他专注看着某个物体，我们从外观看上去，两颗眼球的位置应该没有什么怪怪的才对。如果到 6 个月大，眼球的位置还是不正，就需要带去眼科检查了。

紫外线和蓝光对幼儿眼睛的伤害

依照物理原理，所有光线当中，波长愈短的，能量愈高，对于眼睛的伤害也愈大。紫外线分为 UVA、UVB、UVC，其中 UVA 的能量最小，常见于皮肤的晒伤，而 UVC 能量最高，会发生可怕的伤害，但所幸有地球的大气层阻挡吸收，只有在南半球某些区域会接触到 UVC。户外活动时，UVB 的能量介于中间，却又最易被忽略，和眼睛"从外到内"的伤害都有关系，包括角膜、结膜、晶状体、视网膜，都可能因为接触强光而受伤。所以小朋友们需要准备有效的墨镜吗？答案是肯定的。

至于，媒体大肆报道的"蓝光"呢？所谓的蓝光，指的是可见光当中较偏于蓝紫色的这一簇光线，它的波长比起紫外线当中波长最长（能量最小）的 UVA 还要再长，也就是物理学上讲起来的杀伤力更弱。我们日常生活里肉眼可见的任何光线，几乎都含有蓝光的成分，也不单单只有电子屏幕会"发出"蓝光。为什么大家如此注重蓝光？

这是因为小朋友们盯着电子屏幕的时间长，有时眼睛眨都没眨一下，对于眼睛是会造成伤害的，例如：眼睛容易干涩，眼睛容易疲劳，容易近视等。而这群孩

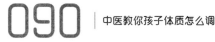

子长大之后，因为这样的用眼习惯，导致后续的眼睛病变概率较高。例如：视网膜病变等，所以才会归纳出，大家不希望孩子太长时间使用电子产品这样的结论。

眼睛需要良好的血液循环

关于视力保健，我们能够朗朗上口的都是：光线充足、距离适当、注意休息。另外，作息饮食上的叮咛则是：早睡早起、多进行户外运动、多吃蔬菜水果。

有想过为什么吗？

中医古籍记载："五脏六腑之精气上注于目。"意思是说，全身各系统产生的能量，都需要往上输送来供应眼睛。由此可见眼睛的重要，但同时也阐述了一个现象：眼睛需要这么多的能量，于是更需要通往眼睛的"高速公路网"路况顺畅，不能塞车。

成人在办公室，盯着电脑屏幕处理事情，几个小时下来，身心都会觉得非常疲惫。假设给孩子盯着手机上的卡通，1个小时观察看看，孩子通常就开始"揉眼睛"了。"揉"的动作其实是身体的本能反应。长时间用眼，细胞必然产生很多"废物"，也需更多的"资源"，揉了眼睛，局部的血液循环就可能（暂时）好一点，废物可以运走，资源可以再进来。

冬天外出时，迎面的寒风吹着眼睛，很容易就让我们眼睛不舒服，因为冷风造成眼睛周围的血液循环暂时不好了。

运动可以改善全身的血液循环，理论上也可以让眼睛的血液循环变得好一些，所以我们总是鼓励孩子多运动。这是大范围的运动。小范围呢？就是眼球运动。眼球从负责调节焦距的睫状肌，到负责转动眼球的小肌肉，这些肌肉如同孩子的手指肌肉，也需要保持灵活。所以让孩子离开书桌，望望窗外的远方，或是做眼球的"上右下左"绕圈圈运动，也就是在放松和舒展。

热敷比起按摩更有效

眼睛的周围，有许多穴位，这些穴位大致都在眼外框的骨头上，所以想要按摩眼睛，第一个观念是：请按在骨头上，不要按在软软的眼皮（眼球）上。另外，虽然有这么多穴位，但其实最简单最有效的却是"热敷"。刚刚提到血液循环是最重要的，不论冬天或是夏天（在空调房），我们都应该时时热敷眼睛周围。如果有热毛巾当然很好，如果没有，就是双手洗干净，然后掌心搓热之后，两手掌各覆盖在一边的眼睛上，这是最方便的"护眼功"，大人小孩都可以做，就看各位愿不

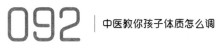

愿意付诸行动了。

护眼与其药疗不如食疗

我还是觉得，与其夸大中药材功效，例如枸杞和决明子，不如让大家了解，多吃安全的深色蔬果更好。所有深色的蔬果，因为天然植物色素的关系，所含有的叶黄素、花青素，以及很容易被忽略的 Ω-3 脂肪酸，对于眼睛其实都是非常好的养分。

唐朝医王孙思邈是古代中医的第一位特别注重养生的医家，他的《千金要方》提到怎么样是"丧明之本"（对眼睛不好的生活形态）呢？"生食五辛、接热饮食、热餐面食、饮酒不已、房室无节、数看日月、夜读细书、月下看书、抄写多年、雕镂细作、泣泪过多、驰骋田猎、冒涉风霜、迎风追兽、日夜不休！"这当中便提到如果饮食方面"吃得太丰盛、高油脂、高热量"对眼睛也是不好的。

正常健康的生活作息才是长期护眼绝招

曾看过一篇报道，调查成人黄斑部病变的发生概率，在城市里更是乡村地区的三倍以上！

我们可以想象，在不发达的国家，以农业为主的乡村地区，人们日出而作，日落而息，因为物质条件不够，可能以五谷杂粮和蔬菜水果为主，肉类少、油脂少、甜食少，这样的地方，患黄斑部病变的人并不多。

相对地，发达的地区，都市化的生活形态，人们缺乏运动，又长时间盯住电子屏幕，因为忙碌而多数外食，多肉、多油、多糖，却很少吃那些富含有益眼睛的营养素的新鲜蔬果。再加上随着医疗进步，人的寿命延长，高血压、糖尿病等慢性疾病却伴随而来，形成黄斑部病变以及其他眼睛的退化性疾病的人群，当然就更多了。

回归到中医的治未病观念，还是应该让孩子从小建立正确的健康生活作息和饮食习惯，这样长大了，自然会稍微"多延长一些眼睛的使用年限"啊！

流行疾病

流行性感冒

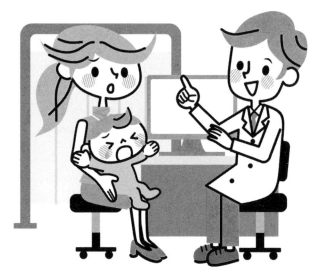

流感季节又到了。身为父母的我们，能够为孩子做些什么呢？

我担任住院医师的第一年，被要求写卫教文章时，就提出想写感冒这个主题。只是当时的指导医师直接表示这种题目没话题性，没宣传性，也不新鲜，便叫我换题目。

如今，我还是想写感冒。

每次感冒都是身体的硬盘重整

我还只是个患了感冒去看中医的"病人"时，就体会到感冒虽然是小病，但对身体的后续影响却不容小觑。自己也比较过感冒后，吃西药和吃中药的反应，当时固然觉得吃中药好得没那么快，但体力却比较好。当时只是存疑，不知其中的道理。

后来的学理和临床印证，让我更有确切完整的认识：感冒不只是感冒，每一次感冒如何处理，如何痊愈，都是人体免疫系统、能量系统的一次重整的机会。电脑硬盘重整后，会跑得比较顺，这是常识；没重整好，就是每况愈下。这对于成长中的孩子，尤其对于过敏疾病的引发和恶化，甚至包括过敏体质的调整，也都要在每一次"硬盘重整"过程实现。

愈早给药往往让体质变得更弱

有研究发现，儿童出生1年内，服用抗生素的儿童罹患异位性皮肤炎、哮喘、过敏性鼻炎的风险，比未服用的儿童来得高。

此外，儿童出生1年内服用解热剂，与出生1年内未服用解热剂的比较，罹患异位性皮肤炎、哮喘以及过敏性鼻炎的风险也较高。

我们的确在临床上看到太多从出生到 6 个月时，没有什么哮喘或鼻过敏，到了近 1 岁开始常常感冒的阶段，每一次感冒都愈拖愈久（俗称感冒的尾巴），咳不停，鼻涕流不停，然后小宝贝们的呼吸系统就愈来愈不好，每天早上就喷嚏鼻涕不止，或者，咳到某一天被西医宣告说是哮喘儿，当妈妈的心头一阵晴天霹雳！

她们听说中医可以调节免疫和调整体质，于是带小孩来给中医看，说哮喘了，怎么办？该不该停用西药？另一方面又拿了许多号称"健康食品"的冬虫夏草菌丝体、乳酸菌萃取物、酵素，询问医师平常吃这些可不可以改善体质。

我往往不好意思明讲，这是本末倒置！当初感冒若是不那么早就用上退热药，不那么早就给抗生素，不要一拉肚子就给止泻剂，不要一咳嗽就给止咳糖浆等，今天病情也不至于变得更严重。而其实今天过后呢？原则还是一样的，再感冒、再发热、再咳嗽。还是要缓一缓，给宝贝的身体一点机会，一点信心，必要时用中药介入，粉剂压不住就上水煎剂，多花一点时间照顾，等之后他的免疫力恢复正常时，就不会再三天两头患流感了。

我其实很怕把这种残酷的现实写出来，因为我也

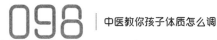

有小孩，小孩也有过高热达 40℃的时候，我也曾被老婆质疑，怎么还不送去急诊，还在这边温水擦澡，还在这边喂中药？到时候延误就医，变成重症该怎么办？

■ "板蓝根"对流感有效吗？

我一直不愿意强调单一药材功效，因为中药处方里的药材是合在一起才发挥疗效，光靠一个药材的抗病毒作用或是清热作用，很难提高疗效。这是因为人体是很复杂的系统，又有个人体质的不同。举例来说，体质虚弱的孩子，你给他吃板蓝根，他肠胃受不了就会腹泻，反而让流感不容易好。

判断寻求医疗协助的时机

所以，重点不是该吃啥中药退热或治疗流感症状。我希望更多人了解的是，什么时候可以耐心等待宝贝让他的免疫系统自己奋斗，何时则应该寻求医疗系统的协助。

家长不要只在乎孩子发热到几度，而是要细心观察体温变化的趋势。开始发热就要每隔1小时量1次体温并记录，观察是急速发热上去，还是慢慢发热上去，还是烧烧退退，还是持续低热。以下是我的建议：

状况描述	建议处置方式
活动力和饮食都正常的高热	先不急着用药，先观察或用物理方式降温
急速上升的高热，然后12小时以内维持平稳，但只有轻微倦怠或食欲不佳	补充水分，吃点软食，减少喂食量，有条件的话，就配合中药
没有药物介入，但却烧烧退退	看医生
低热持续超过12小时	看医生
出现昏睡昏迷的，即使发热不高	赶快去看医生
不管中药治疗与否，出现"脱水症状"时	送医处理

回头想想，孩子虽然发热了，但还没出现脱水症状，精神状况也正常，眼泪还很充沛，口水还一大堆，嘴唇还湿润的，这种情况下送孩子去急诊，医生有可能叫你先观察看看，未必会给孩子输液，开抗生素。那么同样

只是观察，为何不躺在家里，而要待在医院那种嘈杂、陌生的环境下？

在此，把建议在家里照顾孩子要做的事列出来：

◆ 每 1 小时量体温并记录，观察发热曲线。

◆ 补充水分电解质（最方便就是将运动饮料加热水稀释成温的）。

◆ 观察眼泪鼻涕、口水、尿液是否正常，也就是注意孩子不要脱水。

◆ 调节卧室的适当温湿度（例如：冬天维持 22℃，夏天维持 26℃，相对湿度 55%~60%）。

◆ 若有食欲，以清粥为基础做变化，少量进食。

当然以上只是针对一般流感，现在流行的疾病都很凶猛，肠道病毒有肠道病毒特殊的口咽黏膜表现，病毒疹则以出疹出斑为重点，这些其实都需要带去给专业医师诊断。但应该具备的观念是：诊断归诊断，对于病毒引起的相关疾病，治疗的方式其实都还没有定论，在陷入"缓解症状"的迷思之前——化脓的咽喉用抗生素，鼻水流不停用抗组织胺，咳个不停用支气管扩张剂——是不是应该再想想，还有没有更具前瞻性的应对方式呢？

肠胃是免疫系统正常运作关键

这对姐妹，姐姐 5 岁，妹妹 3 岁，都很活泼多话，但妹妹是比较"慢熟"的类型，一开始看医生叔叔会害羞，但后来会在节日亲手做礼物送我。

家长的观念跟大部分的人不一样，从小几乎不让她们吃西药，于是不管发热、疑似流感、疑似肠道病毒，都第一时间带来我的门诊。

一个星期一的上午门诊，平常活蹦乱跳进来诊所的姐姐，今天则是全身无力瘫在妈妈身上，双手抱头，整个脸部表情就是写着"我很不舒服"。

妈妈倒是维持一贯的冷静，清楚地描述发病经过："星期天白天还好，晚上就开始发热，达 39~40℃，喊没力，也吃不下，今天早上说头很痛，但目前没有什么咳嗽、流鼻水等症状……"

我把脉发现是浮弦紧的脉象，代表身体的防卫部队正在激烈地对抗外敌，头痛也可能是在这样对抗的过程中造成的血管神经痛。

虽然目前还没有呼吸道或肠胃道的症状，但根据经验，孩子会发热，多半还是病毒感染，也许现阶段只是症状还没出现。中医的处方往往必须要"预先调兵遣

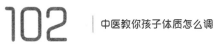

将"，而不能被动地遇到症状才开药。

我给姐姐的处方包括了白茅根、板蓝根、黄芩、连翘等具有清热解毒作用的药材，两天后她们又回来门诊。姐姐的热度退了，头也不痛，体力、食欲恢复很多，但吞口水时喉咙还很痛，而且睡前会咳嗽。

姐姐的脉转为缓和，我知道她的状况已度过急性期，稍微加入一些化痰的药材即可。倒是妹妹，这天换成她病恹恹的，大概是被姐姐传染了。

虽然是姐妹，体质表现仍略有不同。"妹妹虽然也是没力气，不舒服，但发热不高，也没有头痛，就是偶尔咳个几声这样，但胃口很差，有时会咳到吐。"妈妈描述着。妹妹的脉象并没有姐姐的那么强，显然身体的防卫部队也没有那么激烈地反应。在遇到这样的患者时，就不能一味地去消炎清热，还要酌加照顾肠胃系统的药材，例如茯苓、半夏、生姜等，毕竟肠胃是免疫系统能够正常运作的一个关键。

值得一提的是，这位妈妈对于照顾生病的孩子很有经验，发热就给稀释的温运动饮料，知道如何擦澡、如何盖被、饭吃不下就吃清粥、水喝不下就喝清鸡汤、有胃口时配合一些平性水果如苹果葡萄等。这些真的是生活中的学问。

孩子生病，照顾者是最辛苦的。但从医师的角度来看待，还是觉得：这对姐妹真幸福。

兵器的发明，是为了止战。

我不否认，抗生素在卫生医疗制度较落后的地区，可以救很多孩子的性命。我更不否认，类固醇对于患多种罕见疾病的病友，无疑是无可取代的"救命仙丹"。医疗的进步，是为了促进健康。但是先进的武器一旦滥用，结果就是焦土与屠城，甚至是滥杀无辜。

现下城市里的孩子们，有这样优质的照护条件与营养条件，有这样方便的紧急医疗体系，我们应该珍惜，珍惜之余，就是应该多充实基本的儿科疾病常识，才能在孩子生病时为他们做出最适当的选择。

"肠道病毒"这个名词，早已在家长老师们心目中，独占"最恐慌"的第一名。为什么肠道病毒可怕？因为肠道病毒的"重症"，常发生在大脑和心脏这两个"不能开玩笑的"地方。中医对此又怎么看呢？其实流感也有侵袭大脑和心脏的重症，这是很早以前就观察到的病毒感染，一个普通人不想面对的"终极阶段"！

遗憾的是，病毒一直在突变，之前家长和老师们学到的那些显而易见的症候，现在或未来很可能不够用了，或者渐渐失去防疫的第一关卡。

让我们一起来了解这块"重大命题"吧！

13 肠道病毒

关键词

肠道病毒	伤寒卒病论
肠胃型感冒	阳证
诺如病毒	阴证
透邪外出	

战场区域	层次	疾病危险度
皮肤	最表层	最轻度
黏膜层		
上呼吸道		
下呼吸道		
淋巴系统		
肠胃系统		
中枢神经系统 （脑脊随）		
心脏血液循环系统	最里层	最危险

人体感染外邪（病毒）的不同层次

以中医感染科名著《伤寒杂病论》为基础所衍生的系统，中医是这样看待人体感染外邪（病毒）之后的各个不同层次：

其实，中医典籍里的原文是太阳、少阳、阳明、太阴、少阴、厥阴这些名词，因为不是本篇重点，暂时不赘述。我想要强调的是，医师看诊一位病患，要评估现在战场在哪个区块，然后治疗的目标是要"移动战场"（注意喔！不是"原地消灭敌人"），但往哪里移动呢？当然要往相对愈"表"愈"轻"的区域去移动。并不是每一个案例都包含上述表格的所有层次，也不是每一次感染都会走完所有层次。

肠道病毒 71 型（手足口病）的四期病程

肠道病毒 71 型（手足口病）多发生于婴幼儿，尤以 5 岁以下幼童发病率高，人体感染之后，病程分为四期：

第一期：轻症

① 80%~90% 出现大家很熟悉的手足口病症，口腔出现溃疡，手、脚或臀部出现红色丘疹或水疱。

【这时候战场在哪里？皮肤、黏膜。】

②发热。

【发热是人体免疫系统开始抗敌的表现，何时该退热，该如何退热，是门大学问。】

③疱疹性咽峡炎：在比较靠近咽喉处，有白色的疹点，有时伴随咽喉红肿，或是和整个口腔的溃疡合并发生。

【这时候的战场仍然在黏膜层。】

◆ 这个阶段，是中医介入的最佳时机

现代医学都清楚表明，肠道病毒没有特效药，的确是如此。但中药对于外邪感染身体的作用，本来就不是在直接杀灭病毒，而是调整免疫系统的反应，经过适当用药，改变战场。中医典籍常用这句话——"透邪外出"，意思是，巧妙地请敌人渐渐往比较不那么重要的战场移动，当然了，直接排出人体更好。

◆ **隔离和防疫观念很重要**

传统医学最欠缺的就是这一块的观念。也幸亏有现代医学研究，让我们知道肠道病毒会从粪便排出，也会存在痰、鼻涕、口水、飞沫等分泌物里，因此，让孩子适度隔离，照顾者注意环境卫生，都有助于控制疫情。

第二期：脑脊髓炎

一旦进入这个阶段，就要拉警报了。各位有没有发现，病毒不是只是停留在皮肤和黏膜这些战场，就是"越级"直接跳进神经系统了。

这边所谈论的，就是媒体上一直在介绍的"肠道病毒重症前兆"：持续昏睡、持续呕吐、频繁的肌跃式抽搐、意识异常、痉挛、眼球动作异常（例如眼球固定偏向一边，或眼球乱转，或眼球颤动……）、肢体麻痹等。

我们还是不厌其烦地再重复一次，因为一旦跨过这条线，就必须要住院进行严密医疗照顾了。绝大部分的孩子都会在轻症阶段就痊愈，但少数孩子一旦出现重症前兆，有时恶化的速度会超乎你我想象，连资深医师都措手不及！

第三期：自主神经（交感神经）失调

这个阶段有点像是身体的部队在"即将全面溃败"之前，一个短暂（赌注式）的全力一搏，因此会出现好像很"亢进"的病症，例如：血压升高、心跳加快、出冷汗、肢体颤动、肺水肿／血肿（还记得我们提过的"卫气夹带水气一起抗敌吗？"有时全力一搏的结果，就是做水灾或火灾等）。这个阶段往往很短暂（1 天以内），也有患者是直接跳到第四期的。

第四期：心脏衰竭

这个阶段就是身体的全面溃败。血压心跳渐低、四肢冰冷、极度危险……

其实，从第二期的神经系统症状开始，现代医学就会逐步请出最强武器来应战了，例如免疫球蛋白、插管呼吸治疗，最后，请体外膜氧合器（ECMO）出来，也许还有一线生机。然而，存活后留下的后遗症，又有多少家庭能够承担？多少父母的泪水望不到流干的一天？当然，我们都不希望孩子走到这个阶段。所以，在第一期的轻症阶段，就要严阵以待。

急性感染症的记载与观点

《伤寒杂病论》对于急性感染症的发展，记载得很详细。从起初的畏寒、发热、头痛、鼻塞、关节疼痛、咽痛、咳嗽、水肿，到中期的变症，尿血、便血、淋巴结肿大、肋间神经痛、腹痛、便秘、腹泻、心悸胸闷，再到末期的危重症，神志混乱、心脏衰竭、四肢厥冷、败血症等症状，巨细靡遗。

以往有些医药同行，不识《伤寒杂病论》，说古书只能用来看看小感冒，殊不知，当我们临床上接触愈来愈多的危急重症时，就会赫然发现，其实医圣张仲景当初已经记取惨痛教训，并且整理出来应对的方法了。

阳证易治阴证难愈——关键在肠胃

这里的阴阳，只是一种"相对"的概念，阳者比较外显、比较明亮、比较高能量；阴者比较隐晦、比较难以捉摸、比较低能量。如果是用在病程上，举例而言，阳证就像是感染症的发热阶段，或是咽喉发炎，甚至化脓阶段。至于阴证，就像之前提到的，已经没有发热，甚至体温低、血压低、心跳慢。

阳证阶段不论中西药，都是用对抗的方式在处理，例如消炎、清热等。唯独在中医的角度，会增加前述"移动战场"的所谓"透邪"药材，例如：属于温性的，有桂枝、麻黄、荆芥等；属于寒凉性的，有连翘、升麻、石膏等。

不管是一般感冒、肠道病毒或诺如病毒，为何在这个孩子身体里，就停在还可处理的阶段；而在另外一个孩子的身体里，就跨越了那条线，一发不可收拾？关键还是在肠胃系统。

这边也许尝试回答了一个问题——为何"重症"大多发生在"5岁以下"？且是新生儿感染肠道病毒，更是要拉警报！

就是因为，孩子出生之后，肠胃的整体环境还很薄弱，发育尚未健全，要经过"纯喝奶—奶+副食品—固体食物为主—和成人多样化的饮食"这样漫长的阶段。这一过程就是在锻炼与培养孩子们的肠胃，使之能够渐渐茁壮。

在我们的肠道黏膜里，有着许多和免疫系统息息相关的细胞。这些细胞在最近的医学研究里，已经表明扮演着愈来愈重要的角色——"身体的防卫部队"。相信未来更尖端的研究，会更细致地揭开这些部队的全貌，甚至能够和癌症的预防或治疗相关。

但目前，我们可以存有的概念是，孩子生病了，是否能够"轻轻带过"，还是有演变成重症的危险，必须要注意肠胃两个时期的状况：

其一是平时：平时不要大吃大喝，或乱吃垃圾食物，养成运动、规律排便的好习惯……许多内容可参照本书其他章节。

其二是"大战之后"：也就是生病了，例如：发热后，或是度过急性期的症状之后。切记！切记！身体还虚弱时，即使孩子想吃（孩子不懂，胃口恢复了，就会一直讨食物吃），大人也要稍微控制住界线，从好消化、不油腻的食物，慢慢恢复至较复杂的饮食，千万不要在大病初愈期，吃油腻食物、吃大量肉类、吃甜食零食、喝含糖饮料……病情能否逆转，或是目光看远一点，下一次遇到流行疾病时，孩子的免疫力是否变好，关键往往就在此时建立。

肠道病毒的多种变形

感恩现代医学的研究，让我们知道，肠道病毒因为没有外套膜，所以传统的用乙醇擦拭是杀灭不了它们的。所以洗手一定要用洗手液，而且要多搓几下。另外，稀释的漂白水仍然可以用来杀灭环境中包括玩具上的病毒。

同样也要感恩现代医学的研究，在2017年夏末秋初，台湾出现了肠道病毒D68的小规模流行。重点不是这只病毒的编号，而是它给我们带来的"症状"很不典型！

怎样不典型呢？首先，孩子仍然会发热，也会流鼻涕、咳嗽等不舒服，但是！很少出现"手足口病"或是"疱疹性咽峡炎"。也就是说，以往家长老师们学的——观察手脚有无红疹点、请孩子"啊——"张开嘴巴看看有无小疹点或溃疡——这对于防治肠道病毒D68已经没有用了！

这是一种"披着一般流感外表症状，实质是一种肠道病毒"的状况。肠道病毒可能会有的"5岁以下容易并发重症"的风险，它都有。所以，再次呼吁所有的家长、学校、幼托机构：

请以"发热超过38.5℃"为建议家长带回观察的准则。宁可小心应对每一个孩子的症状，也不要漏掉任何可能造成疫情的风险。在传统的通报和强制停课之前，这个班级的家长之间就应该有自主健康管理的共识。

时代在变，病毒在进化，诊断越发不容易，然而，防疫的最佳方法——"隔离"，总是最基本的防护网！

14

肠胃型感冒

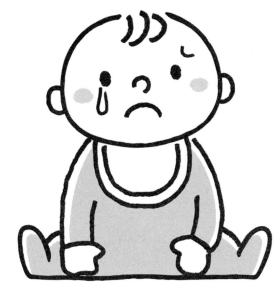

最近这几年，在基层诊所开始出现了"肠胃型感冒"这样的名词。人们也开始对于这样好像是感冒（会传染），却又是肠胃症状比较多的状况，愈来愈熟悉。

关键词

肠胃型感冒

诺如病毒

肠胃型感冒其实是感染病毒

医师都知道"肠胃型感冒"不是一个精确的诊断名词，它只是比较容易和民众沟通而已。实际上，其应该是人体感染了某种病毒，而这样的病毒恰巧很爱在我们的肠胃里作怪，而"比较少"在呼吸系统捣乱。

秋、冬、春季遇到湿冷天气常常爆发大流行的"诺如病毒"便是一个鲜明又恐怖的例子，但其实一年四季，都有许多大人小孩被类似这样的病毒感染，只是流行规模有大有小。

发病（感染）前置因素

①季节变化。例如：夏转秋，秋转冬，冬转春。天气不稳定，病毒更活跃的时期。

②饮食不节。聚餐多，活动多，大吃大喝，让肠胃处于"疲惫"的状态。

③生活不正常。工作、学业忙碌，晚睡，劳累，压力让身体的免疫系统低下的状态。

发病三阶段

发病第一阶段：

胃肠不舒服，食欲减退，肚子闷、胀，甚至是痛。很少人在一开始就呕吐或腹泻，而是病毒在肠胃里作怪，人就明显感觉到不舒服。值得一提的是，如果感染病毒型胃肠炎，是不会让您好睡的，如果突然半夜发作，会把您疼醒的。这跟一般的肠胃不舒服有着明显的不同。

发病第二阶段：

一般体力较正常的大人、小孩，在这个阶段，肠胃就会启动想要把坏东西赶出去的机制，随着个人体质倾向，有人会先呕吐，大部分都是前一天吃进去的没消化的食物，有人会在诊间向我形容"吐超多的"，但我通常会安慰病人，还好你把坏东西也都吐出来了。

另外一群人，会倾向用腹泻的方式把坏东西排出体外，这种腹泻"形势非常猛"，不但会肚子痛，而且"坐上马桶就很难下来"，或是才刚清理好，穿上裤子又想再拉。这跟一般的吃坏肚子不太一样。

经过吐泻之后，年纪小的婴幼儿，就要特别注意一件事——脱水的风险。如果还喝得下，就给孩子喝温水稀释的运动饮料，慢慢地喝，可以同时补充水分和身体必需的电解质。如果出现脱水征候，就要考虑去医院输液观察了。

这个阶段可能会发热，也可能不发热，不见得是大人就不会发热，或是小孩就发热，要看病毒类型，还有病人的各种条件。如果孩子发热，更容易流失水分及养分，所以要辛苦照顾者多注意。

发病第三阶段：

这个阶段身体渐渐进入恢复期，如果有配合吃一些调整肠胃的中药，通常腹泻或呕吐的症状会渐趋缓解。然后，就依照前面谈到的饮食原则，逐渐恢复正常饮食。但是要小心被任何病毒感染，切记不能轻敌！如果退热之后再发热，或是持续肚子痛，还是要请医师再诊治！

15

感染性肠胃炎

关键词

感染性肠胃炎

止泻成药

脱水征候

抗病毒

肠道功能

肠道调适状况，都有一个大前提"没有感染病菌"，如果是感染了细菌或病毒的肠胃炎呢？

一旦有细菌或病毒进入我们的肠道，正常状况下，免疫系统就会立刻启动反应了。这个反应，通常是"整军经武，支援前线"，所以整个黏膜的血液循环会增加，以便运送更多的白细胞之类的军队来到战场，当然还有战争必需的养分，也要送到这边来。

不论目前的战况，是敌军（外来病菌）占优势，或是我军（免疫细胞）占上风，肠道作为战场，都是很惨烈的，不过我们的肠子，本能就是把坏人往外送，所以不管病菌被杀死了没，都会被先以腹泻的方式排出体外。也因此，若是传染病的状况，处理孩子的粪便之后，要注意洗手及环境卫生，才不至于在家中交互感染。

为何不建议服用止泻药

既然肠道这么无怨无悔地提供我们战场，也帮我们排出敌人，我们在"确认战事已经告终"之前，怎么可以强制它"停止排出"呢？

止泻药（中西药都有，更多被滥用的止泻药是成药），是直接让肠道麻痹，停止蠕动，于是达到止泻的作用。在没有确认病菌都被排出体外的状况下，就使用止泻药的话，会产生可怕的后果：病菌被困在肠子里，更加刺激免疫反应，身体可能会发热。或者，如果遇到身体更虚弱的状况，可能会被病毒产生的毒素影响，发生更多不可预测的重症。

如何确认战事已告终止呢？ 那就是观察"脱水征候"，如果目前没有脱水征候，而且还喝得下运动饮料，就暂时不用担心。反之，什么水分都喝不下，又出现了脱水征候，就要送医院输液。下文有提到"快要脱水"就是指这个关键时期。

感染性肠胃炎中医的处理原则是快狠准

既然不建议用止泻药，孩子又不断地持续腹泻，已经快要脱水了，总不能放着不管吧？的确，严重的感染性肠胃炎，不论是诺如病毒引发的肠胃炎，或是某些流感病毒引发，或是肠道病毒系列的病毒，中医的对应原则便是"快狠准，逐邪扶正"。

所谓的快狠准，是指发病的初期就要积极用药，用药处方包括几个部分：

用药处方	
抗病毒 （或抗菌）	黄芩、黄连、板蓝根、柴胡、藿香，这些药材具有一定的直接对抗病菌的作用
维持肠道 正常功能	维持正常的吸收水分和运送作用，包括茯苓、白术、枳壳、厚朴，这些药材能够给"奋战中的肠道"一些必需的"支援"
逐邪扶正	一方面要排除病菌，或是病菌和免疫细胞厮杀之后的这些尸体，总之，排除不好的东西。此时在某种条件下甚至会用"大黄"这样的药去"逐邪"。另一方面，医师必须衡量小患者的体力、心脏血液灌流量等状况，如果不够应付这样的战事，就必须协助，例如用参类，或是炮附子，这就是所谓的"扶正"（扶护正气）

让孩子养成良好的饮食习惯

对大人们，医生会叮咛："请善待你的肠胃。"这道理很容易懂，你虐待它，它就常常给你出状况；你对它好，它的运作正常，你也就舒服。不过孩子们不容易了解，就算了解也未必做得到。所以，建立孩子良好的饮食习惯，关键在于大人。

爸爸妈妈们，如果你们时常习惯在孩子面前吃冰，喝冰饮，或是吃零食、速食、垃圾食物。请问，孩子即使暂时"迫于威吓"而不吃，但等他稍微长大有了自主权，很可能就会乱吃。

因此，请从自身开始改变吧。我相信，如果爸爸妈妈都采用自然新鲜的食材，健康均衡的烹调方式，在用餐时间总是保持专注和愉快，让孩子习惯细嚼慢咽，习惯吃健康的食物，了解什么是均衡的营养，那么，即使偶有肠胃问题，短暂用药，相信都不会成为严重的疾病。

第

四

章

过敏

16

为何过敏儿童愈来愈多

儿童常见的过敏性疾病，包括哮喘、过敏性鼻炎、过敏性结膜炎、异位性皮肤炎等，如果全部加在一起，则总体发病率已经超过了33％。亦即每三个孩子里面就有一个是过敏儿童。

实际上，据我临床观察，过敏儿童似乎还要更多。各位父母应该都曾有过疑问，为何现在过敏儿童那么多？在解答这个疑问之前，我们应该初步了解"过敏性疾病"到底是什么？

下面这条公式就是"过敏公式"。首先它必须要有多重遗传因子，然后再遇到某个诱发因素，这个诱发因素最常见的是食物和环境因子，包括霉菌、尘螨、温差变化等，然后引发了一些免疫反应，于是在"特定的部位"呈现了慢

关键词

过敏公式　　　　　　　免疫力

刺胞动物　　　　　　　慢性发炎

性的炎症。

有人说，现在和五十年前相比，环境改变太多了。的确，食品安全问题日增、空气污染严重、水泥丛林的居住环境、空调系统等，这些都增加了孩子接触"诱发因子"的机会，可以想象，孩子的过敏症状当然就变严重了。

不过，这条公式里面还有一个关键因素，叫做"自身调适能力"，往往被大家忽略了。举例来说，五十年前住在乡下的一个 4 岁小孩子，虽然他也带有父母亲给他的过敏基因，而且梅雨季节，他家客厅的旧式木家具霉味也是非常吓人。那个年代又没有空气净化器，但因为他没有绘本、没有手机、没有平板、没有积木，也没有什么看电视的时间，他所有的玩具都在大地田野间。所以，即使他遇到了不少的过敏原，却没有引发太厉害的炎症反应，也许打几个喷嚏，出去户外跑一跑、流流汗就好了。

$$\frac{（多重基因遗传＋诱发因子）}{自身调适能力} = 特定部位的慢性炎症$$

自身调适能力愈好，则可以减缓炎症

我们试图说明的是，为什么现在不论西医中医，都建议孩子要多运动。运动可以减缓过敏症状，关键是孩子的"自身调适能力"经过锻炼而变强了。我们没有办法改变遗传基因，也无法百分之百隔绝环境中的过敏原，但是，我们可以尽量让孩子的"体质转强"。

爸爸有哮喘，为何儿子却发作异位性皮肤炎？为何一对从未有呼吸道过敏症状的父母亲，却生出一个哮喘儿？或是一位典型的哮喘爸爸，他的儿子却从来没有支气管毛病，反而是全身上下痒个不停、抓个不停，深受异位性皮肤炎之苦？

关键在于，这个发作的"特定部位"：

当这样的慢性炎症发作在支气管上皮，则表现为哮喘。

当这样的慢性炎症发作在眼结膜，则表现为过敏性结膜炎。

当这样的慢性炎症发作在鼻腔黏膜，则表现为过敏性鼻炎。

当这样的慢性炎症发作在皮肤的表层，则表现为异位性皮肤炎。

当这样的慢性炎症发作在胃肠道的黏膜，则表现为敏感性胃肠炎（胀气，消化不良，便秘，腹泻）。

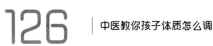

从皮肤—黏膜—呼吸道—胃肠道，这些发作部位其实都是相关的。为什么相关？为什么过敏体质的小孩，吃了不该吃的东西，例如巧克力、花生和芒果，然后问题就发作在呼吸道、眼睛、口腔的黏膜，或是全身的皮肤。

以海葵和水母为师

海葵、珊瑚、水螅、水母这一类的刺胞动物，在动物界当然算是比较原始的一类，但在胚胎学上，它们是具备真正的"二胚层"以及成熟消化腔的动物当中，最原始的一类。简单来说，就是想象一个圆鼓鼓的皮球，把它弄凹之后，凹进去的部分，成为消化（兼循环）系统的体腔；而外面的部分，就形成体表的皮肤细胞。它们其实都是同一层细胞所分化的，当然带有相同的特性，也会互相关联。

既然我们可以很感性地说：生命的起源都来自于海洋。那么，我们也可以理性地分析，高等动物的呼吸道上皮、黏膜、皮肤表层，跟肚子里面的胃肠道，在很多层面都是息息相关的。

锻炼免疫力是战胜过敏的关键

许多家长都有这个疑问："为什么？为什么现在的小孩过敏的这么多？我记得我们以前没有这么多啊？"没错，这个出于经验的观察很值得重视，基本上，我们的回答不外乎：生活环境的改变、饮食的改变等。其实，四十年前跟现在，还有一个最大的区别我没有明说，就是现今的孩子们，被"过度保护"了。

婴儿离开母体之后，接触的就是一个充满挑战的世界：每天 24 小时要跟环境中的细菌、病毒、尘螨等共同生活，包括温度、湿度的改变，都有可能引发身体的反应。这些身体的反应，最原始的目的是为了自我保护，后来被称为"免疫反应"，而一系列的免疫反应又引起身体的诸多症状，包括在头面五官的鼻塞、喷嚏、流涕、泪眼汪汪、咳嗽，在体表的出汗 / 不出汗、出疹子，在消化道引起的呕吐、腹泻等，还有最令家长紧张的——发热，以及发热引起的全身酸痛等，都是我们熟悉的症状。

这些身体的自我防卫行为，我们仔细瞧瞧原因，不外乎：

◆ 以体液的形式往外排出：出汗、鼻涕、咳痰、吐、泻。

◆ 以皮肤的反应往外排出：出疹发痒。

◆ 制造较高的体内温度，使体内环境不利于病原体的生存。

看到这里，不禁感叹我们的人体真是太精巧了！就好比坏人跑进家里，就打开门窗让他们出去吧，或是让家里变得热一些，让怕热的坏蛋自己滚出去。

然而，许多医疗行为却都在对抗这样的趋势，包括：退热药、抗组织胺、止咳药、止泻药（以上4类药，不论中西药都有）。它们没有一样可以杀灭病毒，我们却习以为常不断反复地给孩子们使用，这样的结果是什么？生命的韧性是很强的，愈压它，愈要采取更激烈的反应，因为唯有这样，坏东西才能排出去啊！比方今天孩子用中等音量说话，你装作没听到，十次以后，百次以后，你看他是不是从此就习惯拉大嗓门跟你说话！

已经习惯于激烈反应的这个免疫系统，之后一旦遇到一点小小的"挑战"，例如，书上的小灰尘、餐厅的冷气、一只不新鲜的虾子等，当然就给你"大爆发"，有的是鼻子，有的是气管，有的是皮肤，于是这个小朋友被贴上了"过敏儿童"的标签，四处求医，换过了更强的"抗过敏药物"。终于，症状控制下来了，好像可以松一口气，其实，是因为身体终于"懒得"再抵抗了。

就这样相安无事过了几年，但是随着进入学龄，接触的环境更复杂，小朋友一直在"赶流行"，好像总是在感冒，肠道病毒流行时必定"中奖"、流感季节必定"中奖"、家长又焦头烂额，身心俱疲，偶然听说"免疫力不佳""提升免疫力"等话题，又觉得"说得完全都是我家宝宝的状况耶！"于是频频点头称是之余，也仿照看到的处方，跑几趟中药铺，开始煮起了"免疫茶"，真的给宝宝喝了一阵子之后，也没啥很大的改善，还是每天早上用掉一包卫生纸"擤鼻涕"啊！于是又觉得："唉！中医还是不科学、不可靠。"于是又带着宝宝往耳鼻喉科报到。

每天每年这样的场景都在我们身边重复上演着，却少有人愿意说清楚讲明白，原来免疫力不是喝喝黄芪就会改变，是要"矫正"孩子们已经被"宠坏"的免疫系统，要把握每一次换季的时节，要把握每一次感冒，要把握每一次生病：肠胃炎、中耳炎、肠道病毒。每一次都是一个机会。我们并不鼓励"拒药"，而是家长们应当了解什么样的情况下，应该采取温和的方式，让身体自然痊愈，而出现怎样的征兆时，二话不说就必须送

医强势介入。（请参考第 096 页《流行性感冒》）

　　看中医吃中药只是相对温和的选项之一，更何况，民间有部分的偏方或秘方药材都太强（消炎、解热、抗病毒：大量的石膏、板蓝根、大青叶、金银花），吃多了同样伤及脾胃，同样折损免疫的自愈力。医师若能够辨清疾病的发展趋势，采取"顺势而为"的治疗方式，则不分中药西药，都是好药。

17

过敏体质儿童的饮食原则

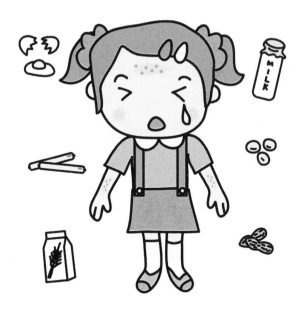

过敏儿童的饮食原则，一直以来中西医界都有些许不一致的看法，像是有些老中医前辈，不准过敏儿童吃生冷水果，然而西医小儿科医师又说没关系等。那么我们该如何看待呢？

关键词

过敏儿童	芸香科植物
饮食宜忌	体质

最近，有国际权威期刊的大规模研究指出，对于患有哮喘、过敏性鼻炎、异位性皮肤炎的儿童及青少年有益的食物包括：水果、蔬菜、鸡蛋、瘦肉、牛奶。反之，有害的食物则包括：汉堡、薯条和炸鸡等速食、人造奶油、牛油、意大利面以及海鲜等。

这个研究结果，跟我们临床上的观察，可说是完全一致。吃得愈天然、愈少加工的蔬果等食物，并不一定会如某些家长担心的那样"太凉冷"；反而是添加人工香料调味剂，又冰又甜的"冰淇淋"系列，以及市面上的手摇杯系列，对于过敏儿童的杀伤力很大。至于橘子，有些小孩在感冒时，吃橘子之后痰会变多，那其实是因为芸香科植物（柑橘类）都有促进排痰和轻微促进肠蠕动的作用，也有孩子反应吃柳橙就比较不会便秘。我的看法是，天然的食物可以放心食用，食用分量，依照个人体质去做微调即可。

依体质微调饮食内容

从中医临床的观察，目前只有极少数的小朋友，体质表现为"寒湿"，也就是：清清如滴水的鼻涕，清淡如泡沫的稀痰，倦怠得就连打喷嚏或咳嗽的力气都没有，肤色偏白，怕冷，不易出汗，小便总是量多颜色清、大便时常拉稀。如果您的宝贝是这样的体质，那我建议避免例如西瓜、哈密瓜、水蜜桃、橘子、葡萄柚等寒性水果，但仍然要适度摄取苹果、芭乐这样平性的水果，而蔬菜只要都熟食，加葱、姜烹调，还是可以吃的。

话说回来，上述体质的小朋友实在少见，可能是营养条件已不是早期物资缺乏的年代可以比拟。现在常见的体质表现是：感冒动不动就黄鼻涕、黄黏痰，或喷嚏打不停，怕热，容易流汗，手脚心总是热热的，小便较黄、大便较干甚至常便秘。这样子的过敏儿童，如果再吃那些燥热的食物，就如同在体内"煽风点火"一般。

天地万物都有其属性，经过加工与添加物，或是烧烤炸后的这些食材，它原本的性质早就不见了。例如：面条来自小麦，纯粹粗食小麦，还具有安神的作用（因为谷类胚芽富含维生素 B 族），然而，精制的白面又添加香辛调味料，成为一盘小朋友超爱吃的意大利面，吃下肚，哪来安神的作用？只剩下热量与许多增加身体负担的"自由基"，身体还要花费更大的能量来"对抗"这些自由基，对小朋友的身体并没有什么益处。

体质诊断没有标准答案

有一对龙凤胎，算是我最"资深"的儿科患者，从 4 岁多看到现在，都上了初中了。

还记得他们刚来我的门诊时，哥哥有严重的哮喘，妹妹则是过敏性鼻炎，两位都是反复发作，一直离不开西药。

这位妈妈照顾双胞胎已经很累，更何况是"常常生病的双胞胎"。每次来到我的诊间："刘医师，哥哥这样会不会喘起来啊？妹妹发热心跳这么快，会变成心肌炎吗？"焦虑担心溢于言表。

除了要他们耐心服用中药一阵子，我也强调运动的重要性。上小学之后，哥哥加入游泳队，一年中不间断地练习，妹妹则报名舞蹈班，基础体能训练从未偷懒。兄妹俩的共同爱好是爱读书，常常一手伸出给我把脉，另一手还翻阅着桌上的图画书。

一年一年过去，他们出现在我诊间的次数愈来愈少。哥哥变成一位高壮少年，食量大，体能好，唯一的问题是慢性鼻窦炎还是偶而发作。而妹妹身形修长、姿态优雅，但体力略显不足，属于身体容易被压力影响的敏感体质。我可以预期，哥哥会更朝向中医所说的"痰湿体质"靠近，而妹妹则会偏向所谓的"气虚肝郁体质"。哥哥需注意冰饮要适量，而妹妹则需着重让情绪能够纾解的有氧运动。

诊断像是选择题，总应该给个答案，而体质的描述却是一道永远没有标准答案的申论题。时间的累积，对"人"的了解，都有助于更清楚明确的认识体质。

中医看的是"病人"的整体，而不是只看"病"。

回归原始，天然的食材，然后依照体质做些微调整，再配合运动，很多过敏儿童的症状，都有不药而愈的机会。

前阵子我再次复习西医儿科的"圣经"《尼尔逊儿科学（Nelson）》第十九版。上面写着：过去半个世纪以来，随着人类对地球的持续开发，工业的拓展，过敏性鼻炎的发病率持续水涨船高，目前生活在都市里的儿童，有过敏性鼻炎的已经高达 40% 左右。教科书的资料果然比较保守，以你我身边的例子，鼻子过敏的小孩，十个里面恐怕早已超过了四个！

只是，为何有些孩子长大之后，鼻子过敏的症状就缓解了？又为何有

18

过敏性鼻炎

关键词

过敏原	鼻涕倒流
打喷嚏	慢性咽喉炎
清涕	鼻窦炎
浊涕	中耳炎
正邪交争	抗组织胺
炎症反应	

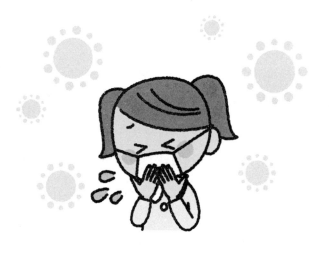

些人却是走到社会之后，才开始每天早晨用卫生纸擤鼻涕？

过敏性鼻炎这个题目，已经快要被中西医的儿科医师"谈到烂"了，过敏性鼻炎的保健知识已经"没梗了"吗？想知道更多的，请继续往下看。

诱发过敏性鼻炎的因子

现在的家长对于"过敏原"这个名词，都非常的熟悉。家有过敏儿童，预防的第一步就是尽量减少过敏原，例如：尘螨、霉菌、会引发过敏的食物（因人而异）。我们当中医的，最怕遇到患者拿来的"过敏原检测"报告上，列出了一项药材——"甘草"。

实际上，医学上会诱发过敏性鼻炎症状的因子，只有上述吗？当然不是。日常生活中更常见的，包括温湿度改变、心情的兴奋、精神压力，全部都是诱发因子。所以，让孩子"禁绝"一切过敏食物就能防止诱发吗？绝对不够。

既然晨昏的天气变化、季节交替，进出空调房、温湿度变化，或是孩子参加生日派对的兴奋、隔天要考试的压力、每天被父母或者老师骂的情绪，这些都有可能成为诱发因子，那么，我们更要注重孩子的自身调适能力，让引发的过敏症状愈轻愈好。

不同症状代表的意义

过敏性鼻炎的许多症状，相信大部分家长应该都很熟悉了，不过，不同的症状看在有经验的医师眼里，代表的临床意义都是不同的喔！

◆ 打喷嚏

身体抵抗外来敌人（不管是寒冷、病菌，或是过敏原）最明显的外部反应就是打喷嚏。大部分的人都会打喷嚏，只是频率多寡，却仍有少部分的人"完全无法打喷嚏"，这群人往往是身体长期处在比较虚弱的状态。

打喷嚏需要身体拥有足够的能量，才能启动一次"剧烈而瞬间的（从鼻孔）喷射气流"。打喷嚏是个不容小觑的症状，但中医的治疗很少直接去"阻止"喷嚏。不妨想象一个气球，不断地充气，变大……直到没办法再大时，就爆破了，那瞬间的风压就是喷嚏。中医的治疗是让身体里面的"营卫气"，在平时就能够顺畅运送，"渐渐地"通过毛孔把该排除的东西排除，气球就不会一直被吹胀，也比较不会被撑破。

◆ **鼻水（清涕）**

鼻水在传统代表的是身体有受寒。那么，理论上喝姜汤之类的给身体热能，鼻水就能全部解决了？其实，我们的身体没那么简单。例如：水量很多的、仿佛关不住的水龙头一样源源不绝的鼻水，通常代表"肝气"也参与了这场盛事，夹带着"不正常的水"一起向上冲。

什么是不正常的水？

中医的观点看人体内正常的水，应该是类似"水蒸气"的细微粒子，"水分子之间饱含能量"才能被细胞吸收利用。不正常的水就好像"一摊死水"，细胞无法利用，只能变成"病理产物"，例如涕、痰、发炎区域的组织液、水肿等。

◆ 白的黏稠鼻涕（浊涕）

白鼻涕不一定代表寒，比较黏稠的鼻涕却一定指向体内有热。现代医学会说：那只是鼻涕中含水量的差别而已。没错，不过中医就是要细致到这样的程度，并且也会在用药处方中体现出"寒性药材"和"热性药材"的比例。在一个普通感冒的过程中，有时在快要痊愈的阶段，鼻涕也会有渐渐转黏稠的现象，这往往也是身体"正气"（纪律与效率优良的免疫部队）的恢复现象。

◆ 黄／绿鼻涕

鼻涕黄也不一定代表热，但是绿鼻涕则必然代表免疫部队和病菌的"战事"非常激烈。中医的名词叫做"正邪交争"，目前的交战地区刚好在鼻腔，产生了许多的"痰热"。中医此时的治疗策略，其实和现代医学一致，就是清热解毒消炎，许多药材有类似抗生素的抗菌消炎作用，例如蒲公英、鱼腥草、金银花、连翘……在这阶段都会被选择使用。

◆ 鼻痒、眼睛痒

"痒"这个症状，中医认为大部分是有"火"（但不是绝对），却也代表目前正邪交争比较厉害。有的孩子，鼻水鼻涕很少，喷嚏也少，就是反复地揉鼻子、揉眼睛。这种以局部的"痒"为主的症状，比较近似于异位性皮肤炎的病理。这样的孩子，一般也比较偏属燥热的体质。

有些爸妈可能会想，为什么以上论述的症状，现代医学病理都不用区分，统一叫做"发炎反应"？

中医治疗过敏性鼻炎，可以有很多个有效的处方，我们来假设两种状况：

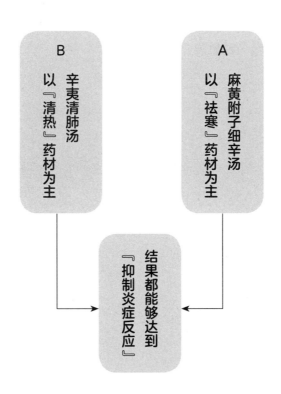

B
辛夷清肺汤
以「清热」药材为主

A
麻黄附子细辛汤
以「祛寒」药材为主

结果都能够达到「抑制炎症反应」

所以，是我们身体的免疫系统在这个过程中帮了忙。

俗话说："对症下药。"其实，高资历的中医师不仅是对症下药，而且是"针对体质和病机"去"量身定做"处方药材。如果这个处方能够适合这位患者，那么，他体内不正常的反应就可以获得改善。因此才会看到这样两组不同的处方，一寒一热，结果都能够控制身体的炎症反应。

过敏性鼻炎的附属产品

过敏性鼻炎时间久了，常常会很讨厌地"附赠"哪些问题呢？

◆ 鼻涕倒流

不论小孩大人，常听到"我喉咙总是有痰"这个症状。如果是过敏患者，而且目前既不是感冒，又没有支气管炎，那么，大多是因为鼻涕倒流。

"我没有流鼻涕啊！"患者也常常这样抗议。是的，正因为没有从鼻孔流出来，所以往鼻腔后面"逆流"到了咽喉部，才让我们以为是喉咙的"痰"。

有一部分的孩子，因为觉得喉咙有痰，于是就常常"清喉咙"，久而久之，变成习惯，遇到压力事件，也一直"清喉咙"（即使这时候没有鼻涕倒流）。这样的状况也算是一种特殊的过敏性疾病，同样能够用中医的方式改善。

◆ **慢性咽喉炎**

这更为常见。我们的咽喉也是个很敏感的"关卡"部位。既然有过敏体质，常常也会演变成为慢性咽喉炎。有的是咽喉"痛"，有的是咽喉"痒"，有的是"哽"。总之就是不舒服，但是又已经不是感冒的症状。

咽喉上连鼻腔，下连气管和食管，所以病症与它们都有相关。属于气管问题，我们要处理气管；而属于鼻子的问题（小孩最常见），要处理鼻子；另外一大部分有"胃食管反流"的大人（小孩相对比较少），则要处理胃，才能根治这样的慢性咽喉炎。

◆ **慢性鼻窦炎**

如果是"急性"鼻窦炎，很多人在感冒的过程中都曾经经历过，不论中西医，都是用抗菌消炎来治疗，感冒痊愈了，鼻子就应该恢复正常。问题是鼻子一直没彻底好，结果变成了慢性鼻窦炎就比较麻烦了。

慢性鼻窦炎单纯用抗生素之所以不容易根治，最大问题在于：慢性鼻窦炎的患者，鼻窦部位的血液循环"不够好"。虽然处在发炎、黄鼻涕、绿鼻涕状态，但是身体却无法运送足够的"后援部队"去支援。另外一个问题是，我们的鼻窦结构本来就很复杂，犹如地下钟乳石岩洞一样错综复杂，黄鼻涕、脓鼻涕一旦陷入最深的鼻窦，也不容易排出。

慢性鼻窦炎的病程更久之后，甚至连嗅觉也会受影响，对于气味的敏锐度愈来愈差，站在儿科医师的立场，都希望鼻子过敏的孩子不要走向慢性鼻窦炎，即使不幸变成慢性鼻窦炎，也希望在成年之前就能够根治干净。

◆ 慢性中耳炎

如果鼻窦炎是代表敌军攻进了紫禁城的"中宫"，那么，中耳炎就代表连"后宫"都被攻陷了。理论上，体力强，免疫部队正常，一般感冒应该不至于并发中耳炎。是否某一种体质的孩子，特别容易并发中耳炎？有可能，但还没有确认，这部分还需要累积更多的观察。

其实，不管是急性中耳炎或是慢性中耳炎，都要积极地治疗，因为孩子的听力是一个不能开玩笑的问题。当我们遇到小患者来看中医，说因为中耳炎已经在服用抗生素一段时间了，我们通常会请他"继续按照医嘱服用抗生素"，然后间隔1小时，再服用中药处方。这有点像是河岸人家如果失火了，需要用船载运消防人员器材去救火，中药就像是那艘船，而抗生素则像是船上的消防器材，相辅相成。

◆ 念书不专心

过敏性鼻炎的症状，对于学龄儿童、青少年而言，的确会影响学习效率。这一方面是不适症状带来的影响，例如忙着擤鼻涕；另一方面则是过敏的病理过程，大量的组织胺释放到血液中，这件事本身就会造成"昏、胀、重"，影响脑部的正常运作。在注意力缺陷多动障碍（ADHD）的群体中，同时患有过敏性疾病（包括过敏性鼻炎和异位性皮肤炎）的比例很高。除了叮咛孩子与家长，在耐心地好好治疗之外，也要劝家长重新调整孩子"静态学习"和"体能运动"时间的比例，毕竟身体不好，再怎么逼孩子念书，效率也不好。不如用个几年的时间把身体练强壮了，以后遇到更大的课业压力，才更有"底子"去迎接挑战。

改善过敏性鼻炎：多运动和少碰冰饮

一条河流，流过繁忙的城镇，岸边有栋房子失火（发炎）了！这个时候，如果这条河的水流（血液循环）愈顺畅（当然也不能泛滥），则这场火灾就愈容易被控制。

这解释了：一部分的过敏性鼻炎的孩子，随着年龄渐渐增长，症状会逐渐减缓，甚至消失（但仍有可能以其他方式表现出过敏的症状，例如成人型的异位性皮肤炎）。

另外，古今中外的医生都发现，孩子多运动、锻炼心肺功能、少碰冰饮、促进血液循环，一段时间之后，过敏性鼻炎的症状也可能缓解。

所以，我们还是要不厌其烦地反复提醒家长和孩子们多运动、少碰冰饮（大多数水果还是可以吃的）。

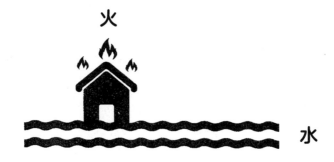

鼻子是呼吸系统防御的最前线

以一场呼吸系统的战役来比喻，鼻子无疑是最前线。体质比较强的人，战场可能在鼻腔停留比较久的时间；体质比较弱的人，战线可能很快就移到咽喉或是支气管；体质超级虚的人，一有感染，就并发肺炎，甚至更深层的心包膜炎。

这中间细微的差异，大概很少有科学家想要探究，就算能够统计出来，对于临床的治疗又有什么意义呢？因为大多数的医生，都是针对当下的战况用药，鼻炎就用鼻炎的套餐，支气管炎就用支气管炎的套餐。

我偏偏很爱注意这种细微的地方。如果最上乘的兵法是"不战而屈人之兵"，我们很难做到这样的层次，但至少可以努力达到"预估战线的发展，预先调兵遣将"的层次吧！

抗组织胺的使用时机

以往抗组织胺这样的西药，因为作用的接受器还无法做到专一性，会发生"虽然鼻水止了（或也止痒了），但是却很想睡觉"的状况。现在比较新的药物，较少引起昏睡的副作用，但仍然可以（对大部分的状况）

止痒和止鼻水。

到底该不该用西药呢？我的意见是要看时机。如果孩子白天的过敏症状可以因为运动，或因为吃中药而改善，但是半夜仍然鼻塞很严重，或痒得很严重而影响睡眠，这时候睡前服用这类的西药，并无不可。

但如果现况已经有外来病因的感染，例如病毒、细菌，这个时候就不应该只是为了控制鼻子的症状，而使用抗组织胺这类西药。原因是当"有外敌入侵"时，身体可以借机"训练"免疫部队的战斗能力。当然，如果是短时间的，例如因为要考试而使用一两天，也是无可厚非，重点还是要让孩子有增强自我调节的能力。

■ 兼谈"鼻衄"

最后，我们来谈一个细小而不可忽略的症状：鼻衄（流鼻血）。

夏天天气炎热，半夜又吹冷气（更干燥），孩子起床发现，枕头流着一摊血迹，原来是鼻血。冬天不下雨时，又干又冷，孩子起床发现，又流鼻血了。

医生的小叮咛

晒着太阳，在外跑跑跳跳，和同学开心地玩耍，突然有小朋友大叫："老师！他流鼻血了！"

好像总是有些孩子天生就比较常流鼻血，有些孩子却不会。

东汉时期，"医圣"张仲景先生在中医临床巨作《伤寒杂病论》中就记载了，有些病人在外感热病的过程中，会有"衄而自解"（病人自己流鼻血之后，就退热了且全身舒畅）的现象。这当然不是每个人都这样。

常流鼻血的孩子，身体里到底有哪些机制不同？

让我们再次回到本书多次提到的"营卫气"作用。身体有了变化，可能是外来的"病邪入侵"，或者是环境太冷／太热，又或者是吃了太多燥热食物，又或者是情绪兴奋（引动肝气），总之，身体的营卫气就要"往上或往体表"走，目的是去抵抗外邪，或是去抵抗寒冷，或是将身体多余的热往外排，或者纯粹是一些不平衡的能量往上冲。

有人会流汗，有人会头胀痛，有人会脸潮红。而这群孩子的体质，是营卫气直接作用在

中医教你孩子体质怎么调

鼻黏膜微血管网最薄的位置，这样的一股能量就容易导致微血管破裂而出血。

在一般情况下，流鼻血之后，"该达到的目的"就达到了，于是身体获得平衡，营卫气也不再冲冲冲，那么，局部的凝血作用就可以正常运作，鼻血通常也会自然停止。

这种孩子的流鼻血，是一种身体由内而外"不得不"采取的行动，所以我们并不会特别用药去"干预"它，只会叮咛孩子多喝开水，记得吃水果。如果流鼻血频率或流量多到让身体失衡（贫血、头晕），那么，就需要用药去矫正身体这样的状态，通过体质的调整，一段时间之后，孩子就不会再那么常出现鼻衄了。

19

敏感性肠胃

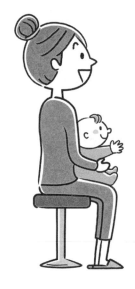
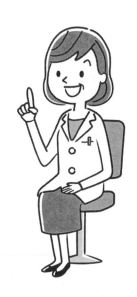

　　除了呼吸系统的过敏性疾病，小孩最常出现状况的地方，就是肠胃了，包括胀气、腹泻、便秘、腹泻与便秘交替、消化不良、食欲不佳等。乍看之下这些好像都是小问题，但时间一长，实在非常恼人。

中医对于肠胃的调理具有优势

　　为什么敢这么说？先从了解肠胃系统的生理特性开始。

请看下图。中医所说的"脾"，当然不单指现代医学的"脾脏"，而是消化系统的泛称。我们可以试着想象，"脾"有如一个锅，每天装了我们吃进去的食物，而这个锅的最主要功能，在古时的典籍即记载着，包括了"腐熟水谷""传化"（运送和消化）等。

在此，各位可以先提出一个疑问：刚煮好的一盘菜肴，放在桌上，如果在 36~38℃ 的环境中，大概多久就会腐败？而这一盘菜肴，被我们吃进肚子里，必须在胃肠道里面，从上到下，待个约 24~48 小时。身体必须确保这些吃进来的食物，不会腐败、不会产生有毒物质，还要经过多重工序，分解消化，抽取有用的营养素，

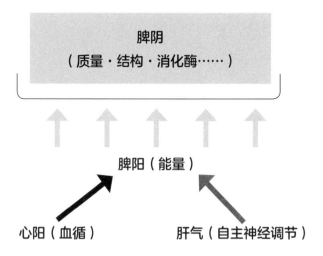

被小肠吸收。最后，剩余的"糟粕"，再经过大肠的吸收水分和各种肠道细菌的分解，变成粪便排出体外。

每一天都要处理这么多复杂的事，偶尔还要应付"病从口入"各种杂七杂八的脏东西、细菌病毒的入侵，让整个胃肠道瞬间变成战场。我们的"脾"很忙的，很累的，所以务必要"善待它"，好吗？

这个每天装着"水谷"的锅，锅子基本的结构、器官组织，包括各种消化腺体分泌的各种消化液，消化酶……这些都算是中医说的"脾阴"（质量）。质量需要能量来推动，而能量需要"源头"，也需要"调节"。

脾阳的源头是心阳

心脏跳动，送出带着氧气和养分的血液，首先经过腹主动脉，向下进入到腹部的网膜和各个器官。这个能量供应的源头，就是中医说的心阳。这个锅，要有足够的火力（脾阳）才能够腐熟水谷，因此就要仰赖正常的心阳。举例来说，老人会便秘大多都是归因于肠子蠕动不佳的缘故，这是由于老化造成心脏功能的退化，供应给肠胃的血液循环渐渐不够了，肠子无法得到足够的能量，就会变得"没力气"。

脾阳的调节系统是肝气

前面说了，能量除了源头，也需要适当的调节。在中医的生理系统，"肝气"常常扮演非常重要的调节器。肝气的功能比较类似于现代所说的自主神经，它可以让肠胃变快或变慢，增加或减少些什么，但是，我们没办法靠意识去"命令它"该怎么做。例如：它在遇到紧张状况时（可能隔天要考试），也许会发出指令让肠子变快（或变慢），于是可能会拉肚子，或排泄不顺畅。

中医治肠胃的优势在于心阳和肝气

以比较常见的"小儿习惯性便秘"为例。孩子长期排便不顺畅，第一件事必须检视饮食是否均衡，包括：水分摄取量、纤维质摄取量、益生菌等摄取得够不够等。这些在现代医学的卫生科普中已经谈了很多，这里先不赘述。第二件事，则要考虑孩子的运动量够不够。大家都知道，运动能促进肠胃蠕动，而其实运动和我们说的"心阳"就有密切的关系，长期规律运动锻炼身体，心肺功能当然会比较好。

如果家长已经确认孩子饮食都正常，运动也正常，却还是排便不顺畅，那么，我们就会考虑两个问题：一是孩子体质上的心阳供应不足；二是孩子的肝气调节出了问题。这两个部分中药都可以帮忙，但更多时候还需要关怀和询问。

回到中医，我只能说"大部分"孩子的心阳输送是没有问题的，反而常见的问题是"冰冷饮食过多"造成的"暂时抑制"心阳。这种状况只要减少冷饮，增加运动，很快就会解决。少数的孩子，也许因为早产或者先天体质较弱，的确时常出现因为心阳的供应不足，而造成脾胃的运作不良。这个时候，使用少量的中药"炮附子"和"生姜"，搭配在整个健脾处方里，虽然会让本来甘甜的药味变得比较"不讨喜"，不过，肠胃问题却比较快能够获得改善。改善之后，这类比较辛辣峻猛的药材我们会拿掉，再叮咛孩子，少喝冷饮，多运动，才能够维持正常的肠胃蠕动。

小儿敏感性肠胃的关键在肝气

对大多数的成人而言，"肠易激综合征"不是那么陌生的名词。那是一种症状，找不出胃肠道的实质病变，但又容易便秘，或容易腹泻，抑或交替进行，而且诱因常是"精神压力"，例如：要加班，要开会，要提交报告，或者有些妈妈只要孩子发热，自己就因为担心

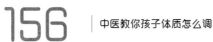

而开始拉肚子。

那么，现在的孩子会有肠易激综合征吗？有的，不过，我宁可称之为"敏感性肠胃"。为什么这样说呢？因为依据临床观察，有些常常肚子痛、拉肚子、便秘、胀气、打嗝（嗳气）以及容易呕吐的孩子，其实也没有什么心理压力，反而是对于外界的一切都很敏感。例如：季节交替，下了一场雨，天气变潮湿了，孩子就拉肚子；或者对食物敏感，因为参加小朋友的节日聚餐，稍微吃了一小块蛋糕，孩子晚上就喊肚子痛，大便排不出来，诸如此类。这些都是因为还在发育的过程中，肠胃的敏感度太高所致。

有些家长会产生疑问：我的孩子几乎每餐都是吃到一半时，想去上大号（但是大便是成形正常的），有这么快吗？刚吃进去几分钟，就排掉了？

其实，这也是小儿敏感性肠胃的一种。原本食物进入我们的胃，胃会稍微被"撑大"，这个"撑"会发射出一个信息（反射作用），顺着自主神经传送到大肠，让大肠开始蠕动。这就是"清晨喝温开水，促进排便顺畅"养生方法的一个生理依据。有这种状况的孩子是这条神经反射路径"太快速"，才导致吃饭吃一半，就想排便。排泄出来的是前一天经过消化之后存在大肠里的粪便，当然不是现场吃进去的食物，这一餐的食物还乖乖地待在胃里面呢！

前述的很多状况，要不要处理呢？中医的方法就是"调节肝气"。

肝气与现代的自主神经很有关联，也会随着情绪压力而波动。调节肝气的中药材是怎么被发现的呢——既对情绪舒缓有所助益，且副作用少或也比较不具成瘾性——又让我们不得不佩服古人尝百草的智慧了。

处理小儿的敏感性肠胃，常用的药材有：柴胡、白芍、茯苓、枳壳、防风等。临床使用上，医师会再配合孩子体质以及症状，例如蠕动太快还是太慢的类型，搭配其他药材。

肠黏膜是人体调节体内温度的"第二层皮肤"

正常状况下，皮肤是会在天热时排汗（散热）、天冷时竖毛肌收缩（避免体热散失）这样一个调节体温的器官，而肠黏膜也算是"第二层皮肤"，同样有调节体温的作用。

状况一

一个各方面都还算强壮的 30 岁青年，盛夏里的某一日开车到海边游玩，反复进出闷热车厢，而当日也有正常补充水分。回家之后，却开始拉肚子，腹泻并伴随轻微畏寒，不过，拉了两次之后就停了，也没看医生吃药。睡了一觉，隔天神清气爽，一切如常。这是身体发生了什么？

身体处在过度高温的环境，例如日晒下停车许久的车厢，为了调节（降低）体温，身体必须启动散热机制。首先，皮肤要排汗，但如果流汗的作用来不及让身体降温，就会启动肠道黏膜，分泌较多量的肠液，如此也能帮助体温降低，但缺点是分泌了大量的肠液，肠子里水分多，就会稀里哗啦地以腹泻的方式排出体外。因为体质各方面都正常，也没有感染病菌，所以排完了，身体就会恢复正常的水液代谢。

状况二

很寻常的冬季里，突然来了个冷气团，气温瞬间下降了 10℃，这个强壮的年轻人，只穿了一件单薄的长袖衬衫就出门了。这时，身体为了保温，一定会让皮肤的竖毛肌收缩，避免出汗散热。另外，肠黏膜在某种程度下，分泌的肠液也会减少，如果相对的，这个人因为天冷而比较不口渴，喝的水也较少，于是，就会发现粪便比较干硬，比较难上厕所。不过，只要多吃水果或多喝温水，往往就会恢复正常。

例外

在状况一的例子里，如果这个人体质反应条件不一样，或是他并没有补充足够水分，那么，遇到同样的高温，可能产生两种状况：一是根本没有拉肚子，而是很想吐（或许也真的吐了），头痛，又倦怠虚弱，必须休息好几天才能恢复；二是他也拉肚子了，但是因为身体水分补充不足，再加上腹泻之后，身体就呈现短暂的脱水状态，这样会造成低血压、晕眩，甚至肾脏泌尿系统的状况，严重的甚至必须到医院静脉输液。

在状况二的例子里，如果这个人的体力差，原本的心血管状况不好，遇到天气突然变冷，他的肠胃反应可能刚好相反，因为心脏阳气要去应付维持体温的工作，就无暇再顾及肠胃，肠胃没有得到足够的能量（热量），小肠便无法充分消化吸收，以致消化不完全的食物和水分积在大肠里，大肠也没有力气再帮忙吸收，就造成了天气冷，反而会拉肚子的现象。

哮喘是过敏三兄弟"哮喘、过敏性鼻炎、异位性皮肤炎"里面，症状最"致命"的"大哥"，知名度也最高，中西医投入的研究也最多。

8岁女孩由奶奶和妈妈陪伴来到诊间，初诊的资料上写着，有哮喘和鼻子过敏的病史。女孩伸手给我把脉时，一直说话，而且动来动去。在一旁的奶奶就出口教训着："安静啦！坐好！"

我把完脉，问孩子妈妈这孩子哪里不舒服。

她妈妈表示主要还是希望改善哮喘的状况，还有，就是上课不专心的问题。

"她的妈妈在怀她的时候，喝酒、抽烟，生活习惯很差，而且孩子生下来，人就消失了。她爸爸因为工作的关系也常常不在家，所以从小就是我们照顾她。"

我听完她的描述，不禁张大眼睛疑问："您是孩子的……？"

"姑姑。"

我听了之后点了一下头表示了解

20

哮喘

关键词

肾气不足

寒包火

支气管扩张剂

拮抗剂

类固醇

生石膏

中药配伍

了，很沉重的了解。

后来每次的回诊，女孩会跟我分享一些事情，例如，"姑姑带我去哪里玩""我这次考试考得还不错"等，这位姑姑并未结婚也没有自己的小孩，任何外人看起来都会觉得，理所当然是孩子的妈妈吧！不过，事实上并没有那么简单。他们的经济条件并不宽裕，姑姑也必须出门工作赚钱，大部分的时间，家里还是只有奶奶在，而奶奶的健康状况并没有很好。换言之，女孩在起跑点的资源上会比同年龄的孩子要差一点。

女孩一直很乐观，也不曾特别抱怨什么，偶尔会把小女生可爱的玩偶或饰品带在身边，看得出来她很珍惜这些生活中小小的奖励。

女孩的哮喘状况其实不是太严重，叮咛注意忌口冷饮冰品，增加体能活动，同时使用以小青龙汤为主的处方，持续调理之下，体质渐渐好转。而学校的课业表现，从姑姑这边听起来，也渐渐达到差强人意的程度。

每次等待看诊时，这个大姐姐总是乐于主动跟候诊区的弟弟妹妹互动，一起看书，或是分享玩具。当然，轮到她进来诊间，坐上椅子，伸出手，她还是叽哩呱啦讲个不停，接着又是免不了一阵挨骂，然后我们就会相视而笑。

天龙地龙爬呀爬

须鬓斑白的老中医，以饱经岁月风霜皱巴巴的左手三根手指，按上了一只细瘦白嫩小手的手腕，小手的小主人一双黑眼睛，圆咕咕地转着，盯着老爷爷，伸出的手丝毫不敢乱动，桌子底下的双腿还是忍不住抖呀抖的。

"妹妹！不要乱动呀！医生爷爷在把脉！"站在一旁的妈妈念了几句。

医生爷爷半闭着眼睛，沉吟了半晌，缓缓地收起把脉的手，转身以右手拿起桌上的小楷毛笔，左手调整纸镇的位置，定睛写下处方：

天龙一只　地龙五钱　蛤蚧一对　海马一副

冬花一两　云苓两半　干姜三钱　炙草五钱……

"这孩子，先天元气不足，又嗜冰冷甜品，加以外感风寒，遂成喘症。治法当培本固元，补益肾气，豁痰平喘！这张方子，请药店熬好，以冰糖、上饴和炼蜜收膏，立秋开始，每日早晚两次，温水调服一匙，可保冬三月无恙。"医生爷爷书毕处方，以更缓慢而让家长一头雾水的语调说着。

传统中医认为哮喘是肾气不足所致

谢谢虚构的医生爷爷提供的虚构病例。这里面，天龙是蜈蚣，通常是干燥后整条入药；地龙是蚯蚓，炒干了比较细碎，所以是秤重使用。依照传统，蛤蚧（一种蜥蜴）还要选择雌雄相抱一对的，取之平调阴阳，至于海马，又是一只昂贵而牵涉保护动物的药材。

传统上，认为某些虫类药材，可以抑制哮喘，其实是其中成分具有抗发炎的作用，某些动物药材则用来补肾，因为传统认为哮喘就是肾气不足，而其实这些含有动物激素的成分，作用有点像是类固醇，所以对哮喘有效。"收膏"则是把药汁炼成类似枇杷膏一样的膏，方便慢性病患者长期服用。

不过，很抱歉，现在已不这样开药了！

白三烯受体拮抗剂的副作用只能静待观察

以往西医治疗哮喘，在急性发作期，会用支气管扩张剂救急，然后用类固醇抑制气管的发炎反应。救急时这样使用，几乎所有家长也能接受。不过，当孩子的症状趋缓，进入平稳的缓解期，西医还是只能用较低剂量的吸入式类固醇来"保养"，这点对于某些家长而言，就可能因为恐惧类固醇的副作用而无法接受，于是有部分家长就跑到了中医这边。

后来，白三烯受体的拮抗剂（类似阻断作用）这样的西药出现了，而且标榜是"平时服用"能够"预防复发"，于是提供了焦虑的哮喘儿童家长们更理性的用药选择。确实，白三烯受体拮抗剂的作用也是直接抑制气管上皮的发炎反应，不过却是更专一的去拮抗发炎媒介物质白三烯的受体，让发炎反应无从开始，也因此少了类固醇的副作用。但长期使用，会不会有其他的副作用呢？不知道，我们目前也只能静静观察。

归根究底的病机是"寒包火"

现代医学的研究成果，总能提供我们这些不吝于中西整合的中医师们更透彻的想法。当呼吸道（或胃肠道）接触了过敏原，例如尘螨、花生，会引发过敏反应，继而诱发剧烈的发炎反应。

就哮喘而言，气管上皮因发炎肿胀而变得狭窄，接着呼吸变得困难，发出了哮鸣音。使用药物压制后，发炎缓解了，但下次某种条件下，例如感冒或再接触过敏原，又会再度发炎。反复多次后，局部的组织微循环渐渐变差，呈现惨白惨白的表象。这整个过程，呈现了传统中医所谈论的"阴火—痰饮—痰瘀—血瘀—气滞—阳虚"等病理变化。也因此，中医对治哮喘的方法，也不是单单"降火消炎"就能解决问题。

"寒包火"这个名词是一个比喻，就好像一个火炉，外面被一层冰雪封住，由于所有的透气孔都被冰雪挡住了，里面的火，渐渐也会失去燃烧的条件。如果我们把整个炉子放到太阳底下，让外面的冰雪融化，透气孔一下全部打开，会让里面的火烧得更旺，除非釜底抽薪，否则无法控制火势。治疗的矛盾点在于，如果一味地对着炉子喷冰水，外层的冰雪丝毫不动，里面的火也不会改变；如果突然敲开冰封，又怕火舌一下子蹿出烧伤了人。

规律的运动和健康的饮食

还是回到这个哮喘儿童日常保健的基础。除了消极地避免接触过敏原之外，最常建议的，就是运动和饮食了。延续刚才的比喻，运动可以缓慢渐进式地融化外面的冰雪；而健康的饮食则可以避免里面的火"乱烧"，如同在过敏儿童一节提到的，高热量、重口味、酥脆、高糖分……这些饮食就是对孩子身体"火上加油"。

吃冰会诱发哮喘因子

这个观点应该分两个层次来看，首先是吃冰之后，身体产生什么反应，而这些反应是否会继而诱发哮喘？其次是冰品的本身，除了温度低之外，是否伴随着前面提到的高热量、高糖分？诱发哮喘的元凶是否为这些添加物？

任何一种人体的反应都有其"条件性"，有的孩子吃冰不会造成哮喘发作（反倒有可能会造成在皮肤上发作）；而有的孩子一吃冰，则当天夜晚就会哮喘发作，其中的差距当然是起因于体质不同，造成反应的条件也不同。

特殊体质的孩子，吃了冰品，胃部会先因为冰品的低温而刺激到胃黏膜的微血管，身体为了维持系统的恒定，可能会启动一连串的动作，让胃黏膜的微循环增加。是否因为这样而同时启动了什么机制，而这个改变恰巧就跟支气管黏膜的某种不稳定发生关联？当时如果是白天，或者身体还在跳跃活动，大循环是足够好的，也许还不会诱发哮喘，但入夜入睡之后，孩子的身体循环会渐渐下降，如果再从口鼻吸入诱发因子，不论只是冷空气，或是带有过敏原的空气，这种时候，诸多不利因素加在一起，也许孩子就发作了。

从冰品谈到中药处方的石膏

我们的立场还是鼓励运动，避免乱吃冰饮甜品。提到冰，就不能不提到在治疗哮喘时比较常用的中药"石膏"。这个石膏，并不是美术劳作雕塑用的石膏，中药用的石膏，是含有结晶水的硫酸钙一类的天然盐矿，俗称为"生石膏"，使用时磨成细粉后，以水煎煮萃取，所以矿物质本身不会被吃下肚子，吃下肚的应该是能溶于水的矿物质离子。再次声明，我们能够用植物药，就尽量不用动物药，能够只用植物药解决问题，就尽量不把矿物药端上来。不过，古人的智慧还是常常令现代医生赞叹，遇到儿科的某些热病，有时非得用上石膏，不然无法把那样凶猛的热给退掉。

问题来了，同样是性质属寒的东西，吃冰会诱发哮喘，为何吃石膏就可以治疗哮喘呢？

巧妙配伍才是中药取效的关键

答案当然在于中药的配伍。所谓的"配伍"，是指医师依据患者的病症、体质和病机，把寒、热、温、凉各类不同性质的药材，依照不同比例组合，以达到最佳疗效的过程。

以哮喘常用方剂"麻杏甘石汤"和"小青龙加石膏汤"为例，处方里皆含有寒性的石膏，但也都配合了温热性质的药材，例如麻黄、细辛或干姜等，因此，我们不是单一的思维只用寒去压热（发炎），而是期望一个处方能够让整体渐渐"恢复平衡"。只要有耐心，能够让孩子持续服药一段时间，配合运动和饮食的调整，家长就会发现："真的不一样了耶！"

当然，没有绝对百分之百的不发作，万一遇到什么特殊状况或流感，也可能让孩子的哮喘濒临复发，不过，只要是与我们长期配合的家长，不管是经过咨询，暂时合并西药治疗，或是回诊、调整中药处方，大多能够平稳地度过。

哮喘比较特殊，急性期我们会建议西药和中药一起使用，包括吸入剂也是。但在缓解期，也就是稳定期，才会依据孩子状况建议暂停西药，使用中药强化呼吸系统。

医生的小叮咛

■ 中医治哮喘的观点

◆ 中医对治哮喘的方法，并非单一"降火消炎"，而是考虑整体病机，要兼顾"痰饮、淤滞、气虚"等多重因素来开处方。

◆ 如果把哮喘的病理比喻为"寒包火"，规律的运动可以缓慢渐进式地融化外面的冰雪，而健康的饮食可以避免里面的火"乱烧"。

◆ 中医所谓"配伍"就是医师依据患者的病症、体质和病机，把寒、热、温、凉各类不同性质的药材，依照不同的比例去组合，以达到最佳疗效的过程。

◆ 以哮喘常用方剂"麻杏甘石汤"和"小青龙加石膏汤"为例，处方里面都含有寒性的石膏，但也都配合了其他温热性质的药材，因此能够整体调整，发挥功效。

异位性皮肤炎英文全称为（Atopic Dermatitis），其中 Atopic 这个词汇，后来被翻译为"异位"。其实，它是免疫学的用词，和"部位"或"味道"没有任何关系。最早的异位性皮肤炎，在西方医学中，被称为"婴儿湿疹"。在中国古代也早就出现类似的观察案例，所谓的"奶癣"，有一部分就是异位性皮肤炎的表现。

异位性皮肤炎和"四弯风"

有医家提出了古医书所提及的"四弯风"这个小儿皮肤病，它和异位性皮肤炎的症状更像，描述也更传神：最常在四肢弯曲的内侧，因为反复地搔痒、抓痒，变成粗粗的一块病灶。至于"风"这个字，在很多中医的皮肤科书籍，"风"只是代表"发作很快速的皮肤病"，而且像风一样来来去去。

我们再来复习一下前面提到的"过敏公式"。

21

异位性皮肤炎

关键词

异位性皮肤炎
四弯风
过敏公式
抗发炎

$$\frac{(\text{多重基因遗传} + \text{诱发因子})}{\text{自身调适能力}} = \text{特定部位的慢性发炎}$$

首先，是基因遗传，父母亲不见得一定是皮肤不好，但可能带有哮喘或鼻炎的基因，孩子就有可能呈现异位性皮肤炎皮肤。接下来是诱发因子，最多的是饮食，芒果、花生或鸡蛋等，其次是环境——冷、热、湿、干、灰尘，然后公式里指的"特定部位"，当然指的就是皮肤了。过敏引起身体内部炎症反应，进而侵袭孩子皮肤的"锁水层"，进一步让皮肤的"天然保湿力"崩坏。

这样会发生什么事？

答对了！先干，后痒，痒了一定会抓，抓的动作本身刺激表皮，又启动另一串刺激和诱发更多的炎症反应恶性循环。于是，小宝贝局部的皮肤就渐渐变成了粗粗的、痒痒的、有暗暗的黑色素沉淀。

应对异位性皮肤炎肤质的第一步

既然了解了上述的发病过程，那么最基本的应对，就一定是源头的"保湿"工作了。所以，不论大人小孩，应对异位性皮肤炎肤质第一步就是：勤擦拭乳液。

早中晚照三餐搽；流汗冲洗后一定要补搽；泡澡后也要补搽。如果是在有空调的卧室，或是干燥的秋冬季节，睡前还是要再擦拭一轮。

即使选择了针对异位性皮肤炎的药用保湿产品，也非常认真地全天候擦拭了，这样就一定不会发作了吗？当然不是，因为还有"诱发因子"，也要帮孩子注意。

■ 手工皂能不能用？

许多手工皂都选用了天然成分，也加了许多保湿成分，但实际使用前，还是建议爸爸妈妈先自己试用看看，如果洗后皮肤仍然觉得比较干燥，就不建议给异位性皮肤炎肤质的孩子使用。异位性皮肤炎肤质的孩子非常敏感，我曾经因为小孩的沐浴露刚好用完了，就把同一品牌（也是标榜无皂基，弱酸性）的成人沐浴露给小孩使用，结果当天晚上就干痒发作……

医生的小叮咛

异位性皮肤炎肤质的孩子洗澡要注意什么？

盆浴比淋浴好	莲蓬头的水冲淋在孩子的皮肤上，增加物理性刺激，很可能会诱发症状
低温比高温好	用水温 32~35℃ 的温水泡澡，异位性皮肤炎最忌讳高温，因为皮肤表层用来保湿的磷脂质会被高温破坏
泡得久不如泡得巧	专家做过研究，适当的水温泡澡 5 分钟内，对于皮肤是"补水"，第 6 分钟之后，皮肤就会开始"流失水分"
该使用什么产品	基本上，大多数专家都是反对使用肥皂的。因而有厂商针对敏感肤质特别研发的幼儿专用沐浴露，但就要观察使用后的状况，如果泡澡的温度和时间都按照标准，泡完也有擦保湿乳液，基本上使用清洁皮肤产品，不会有太大影响。有些孩子流汗多，单纯用清水，汗垢是洗不干净的，若残留在皮肤上，同样也是一种刺激，因此可以适当使用洗护用品

忌口是管控的第一步

　　饮食是诱发物的第一名，这是因为小肠免疫细胞的反应，之前的篇章已经讨论过。

　　如果您的孩子是异位性皮肤炎肤质，希望从 2 岁之前，就要控管以下饮食。

◆ 巧克力、糖果、糕饼甜食类。

◆ 所有油炸类。

◆ 容易诱发皮肤反应的水果，例如芒果、荔枝、龙眼等。

◆ 调味料比较复杂、口味较重的，例如番茄酱、意大利肉酱、红烧牛肉面等。

基本上，新鲜水果对于异位性皮肤炎肤质的孩子是好的，只要孩子不会对某样水果过敏，即使是传统认为的"寒性"水果，例如西瓜、哈密瓜，给孩子吃也是可以的，无须担心。

增强孩子的"自身调适能力"

如同其他的过敏疾病，我们的积极应对，就是希望增强孩子的"自身调适能力"。最好的方法是运动，不得已时，还需要吃一段时间的中药。

较长时间的有氧运动，已经证实能够让我们的皮肤循环代谢增加，可以想象，让孩子游泳、慢跑、骑单车、跳有氧舞蹈等都是有帮助的。当然，游泳池的水质就需要非常注意了，如果水中含有会对皮肤刺激的次氯酸钠（漂白粉），就不适合游泳了。

那么，中药的治疗方式是什么呢？记得刚刚提到的"第一步"吗？没错，就是保湿。

◆ 保湿第一方：玉竹

吃中药也能帮助皮肤保湿锁水？哇！很多妈妈姐姐眼睛都要亮起来了。当然自古以来，为宫廷中的后妃们寻找美容的秘方，也是历朝太医的工作之一。玩笑说完，的确有些中药材是能够延缓皮肤的这种"内在干燥"，例如"玉竹"这味药。

玉竹在本草书籍记载的功效是"滋肺胃之阴"。

"喔！肺和皮毛有相关喔，我知道。"稍微对中医有概念的读者一定会这样说。

的确如此。那么"胃"呢？从现代医学的研究发现，胃肠道和免疫系统很有关联，也因此，如果因不良的饮食习惯，而让肠胃变得"偏燥"，那么，皮肤的症状就会更难控制。通过如玉竹、麦冬这类滋润肺胃之阴的药材，能够帮助达成第一步的保湿，减少干痒。

◆ 抗发炎的黄芩

各位还记得"过敏公式"的尾巴是什么吗？没错，就是令人讨厌的"发炎"。中药的抗发炎的药材，大多属于"苦寒清热解毒"一类的药材，中医儿科医师在选

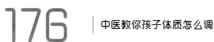

择用药上，必须同时兼顾孩子的"口感"，避免太苦的药，还要达到预期能够抗发炎的目标。比较常用的是"黄芩"这个药材。黄芩的功效是"苦寒清肺热"。

黄芩比较特殊之处，是除了能缓解呼吸系统的发炎，也能缓解胃肠道的发炎。"喔！又回到肠道了！"没错，中医一直在尝试同时调整孩子的肠道健康和免疫系统。黄芩虽苦，却不会像黄连那样"苦到叫苦连天"，所以儿科比较常选用。

针对异位性皮肤炎肤质孩子的处方，其他的药材就是看情况，看个人体质来调配了。例如茯苓、白术、厚朴、荆芥等，都有可能用到。最后还是要提醒各位家长，合格医师处方中的中药材才可以使用，避免发生不良作用。

育儿私房小秘籍

■ 异位性皮肤炎"药浴"处方——"清热润肤药浴包"

用中药材熬煮的汁液加入澡盆中，给孩子泡澡，也有辅助治疗的作用喔！

材料：

金银花 50 克、紫花地丁 75 克、生玉竹 150 克、防风 50 克、川芎 10 克、水 2000 毫升。

用法：上述药材用纱布包，2000 毫升水，以文火煎 30 分钟。调适当温度加入澡盆中，按一般泡澡程序即可，起身时不需再冲清水。

医生的小叮咛

父母亲不见得是皮肤不好，可能因为带有哮喘或鼻炎的基因，孩子就会呈现异位性皮肤炎（Atopic Dermatitis，简称AD）肤质。而应对异位性皮肤炎肤质的第一步便是保湿。

◆ 帮异位性皮肤炎肤质孩子洗澡应注意：盆浴比淋浴好；适温比高温好；泡得久不如泡得巧。

◆ 饮食是诱发异位性皮肤炎的第一因素，这是因为小肠免疫细胞的反应。所以，帮孩子注意忌口很重要！

◆异位性皮肤炎肤质的积极应对方式是增强孩子的"自身调适能力"——持之以恒的有氧运动、通过中医调整体质。

中医教你孩子体质怎么调

◆ 中医处理异位性皮肤炎肤质的孩子，常用玉竹帮助保湿，黄芩减缓发炎。实际处方时，再配合不同孩子的体质来加减调配药材。

第五章

身心症状

22

小儿睡眠

民间有句俗语："宝宝一觉大一寸。"婴幼儿的睡眠本来应该是很自然的，累了就睡，睡饱了（或饿了）就醒，通常不会有什么问题。只是随着社会变迁，大环境改变，以及父母或其他家人们作息的特殊性，竟也有愈来愈多的孩子，出现了睡眠问题。睡眠是促进成长各种要素中，非常重要的一环。现在，让我们从各个角度来了解。

一天需要睡多久才够

各位爸妈一定很想知道，孩子一天到底需要睡多久才足够？需要午睡吗？白天当中需要睡几次？这些问题随着年龄的不同，当然都有不同的标准。

以下是一天 24 小时里，不同年龄的人所需要的基础睡眠时间。

关键词

营卫气

养阴

松果体

褪黑激素

日夜节律

新生儿	16 小时。睡睡醒醒，例如：睡 2 小时，醒 1 小时，重复 8 个循环
1 岁幼儿	12~13 小时。具有正常日夜节律。例如：夜间 10 小时，白天睡 2~3 个小时
4 岁幼儿	11~12 小时。通常白天只睡 1 次。例如：夜间 10 小时，白天 1~2 个小时
6 岁儿童	10~11 小时。白天可能有午睡，也可能没有
10 岁儿童	10 小时
一般成年人	7~7.5 小时
老年人	6 小时或更少

睡眠是人体养阴的重要生理过程

从前面叙述中，我们可以发现，婴幼儿需要相对大量的睡眠，而随着年龄增加，睡眠时间愈短，或者其实是"能睡"的时间愈短。

还记得我们讨论到中医的阴阳，其实是在谈人体的"质能互换"吗？"阴"说的是质量；而"阳"则代表能量。睡眠是人体以自然方式"养阴"的最重要程序。在现代医学的论述里，睡眠包括了阶段一到四，从浅层睡眠到深层睡眠，还有快速动眼期睡眠。当中，清醒时的脑波、快睡着的脑波、浅层睡眠的脑波、深层睡眠的脑波和快速动眼期睡眠的脑波，都各有各的形态。

中医对于睡眠生理的论述，从古代的典籍就开始了。还记得"营卫气"这个中医的名词吗？它就像火车一样，在全身依循着一定轨道日夜运行着。夜间人体要入睡时，眼睛先闭起来，俗话说"闭目养神"，其实是眼睛闭起来之后，原本运行供应眼睛的这些营卫气，就可以改变路线，转移到别的地方去了。

原本走在体表和四肢经络的营卫气，会在人体入睡时，渐渐分配走往体腔和内脏，也就是体表相对少一些，体内相对多一些。营卫气运送各种各类的"质"与"能"到各个脏腑，进行不同的工作及进行不同的转换。所以说，睡眠是最自然的"养阴"功夫。

睡眠时流汗大不同

照顾孩子一起睡觉的爸妈们，看到这个标题，应该不需要我再多描述了。但是，为什么孩子们会这样呢？

承接前面所说，"营卫气"在睡眠时往体内走的话题。有些孩子在刚入睡时，会出现突然出汗的状况，如果排除了盖太厚重的被子或是环境太热（如果太热，通常孩子在睡着之前就会把被子翻或踢了），其实这也是幼儿生理发育的正常现象。

入睡之前，营卫气还走在体表居多，在将要入睡时，也就是从表要入里的这个过程，因为年幼，所以身体火车的轨道转换还不是那么顺畅，转弯时也许会把火车上的货物"甩出来"，还记得我们说过，营卫的运行是能量载着质量，也就是气运行着血，如同水以蒸汽的形式运送。这个"新手驾驶员"开着列车，总还是难免弄倒货物，倒出货物，于是就形成了快睡着时，出了一头的汗。随着这个驾驶员愈来愈熟练，弄倒货物的现象就会消失了，直到驾驶员年纪大了，又再度不小心，转弯时又洒出货物，于是又有各种不该出汗时却出汗的问题出现了，也就是更年期。

至于孩子半夜踢被子，也是类似的道理。正常来说，大人半夜会是怎样的反应？觉得比较冷，所以盖紧被子。如果营卫气往体内走，体表相对较少"防卫"或说循环，熟睡后四肢应该比较怕冷。问题就是睡眠会有浅—深—浅—深多次来回，孩子的生理机制还不太成熟，会在深层睡眠到浅层睡眠转换时，转换得过头了一些，导致体表的营卫气变多，于是又嫌太热，而导致发生踢被子的情形了。常见的状况是被子踢得远远之后，没过多久，又熟睡了，孩子小小的身体又蜷成一团（怕冷），因为这时营卫又走到体内较多。

看到这里，爸爸妈妈是否感叹照顾孩子，半夜大人总是要起来好几次，检查、盖被、再检查、再盖被……原来，这都是正常的生理现象啊！辛苦了，各位爸妈。

睡眠不足的影响是由内而外

如果各位都能够了解睡眠是"养阴"的重要过程，那么，就可以想象，如果剥夺孩子的睡眠，或者更多状况是"放任"孩子该睡时候不睡，对孩子的身心会产生什么影响。

万一他就是睡不着的话要怎么办？我想，一定有家长会想问这个问题。

还记得前面提到的，以 4 岁幼儿为例，一天需要近 12 小时的睡眠。请问他另外的 12 小时在做什么？看电视？玩手机？玩玩具？其实，一个睡饱的孩子，在清醒的时间里需要非常大量的体能活动，到了休息时间，他才会乖乖地自然入睡，形成良性循环。

一个睡不饱的孩子，起床会出现：没精神、没食欲、肠子不动（没便意）、脾气不好、难沟通等种种情形。但这只是前一晚没睡饱，暂时发生的状况而已。

日本早稻田大学的医师前桥明先生，曾对幼儿园孩子以简单的"握力器"，做过睡眠和早晨握力的研究。

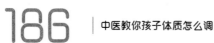

结果发现，能够在晚上9点上床睡觉（睡足10小时以上）的孩子，早晨到校园之后，测量握力的表现，比其他睡不足10小时的孩子，握力多出两倍以上。

手掌握力其实是"一叶知秋"。长期睡得饱的孩子，在学校的表现不只是体能好，包括专注力、记忆力、理解力，各方面其实都表现更好。早睡且睡饱的好处，首先是起床后情绪稳定，早餐吃得多，然后会在早晨排便，于是肠胃运作更顺畅，接着免疫系统正常，较少生病。到学校之后，精神好、体能好、食欲又更好，于是成长发育等各方面都更优秀。

至于长期睡不够的孩子呢？质量与能量，阴和阳，是需要维持平衡的，长期的"养阴"不够，相对地，不该出现的"火"就容易出现。对幼小的身体而言，本来的"缓冲液"就不很足够，再加一把火，当然便燥热起来。情绪暴躁、注意力不集中、睡眠不安、排便不顺、过敏症状加重等。可怕的是，愈燥热的体质往往愈爱接触冷饮冰品和高热量的甜食零食，然后会恶化上述的各种状况，而产生恶性循环。

如果持续这样晚睡的习惯，到了青春期发育期，睡眠不佳的孩子，更会产生如身高发育受限这样"一辈子也追不回"的结果。

大家遇过嘴边总挂着"喔，我们家从小都有给他吃燕窝保养"的家长吗？

我遇到过。

不论是平价的白木耳，还是高贵的燕窝（基于动物保护意识，不建议使用），中医都认为可以"滋阴"。是啊！不过我还是提醒，最自然、最根本的问题，还是在于睡眠。要根本扭转孩子的燥热体质，关键在于睡眠、运动两者时间的分配（该动则动，该静则静），其次才是饮食宜忌的问题，等到必须用药处理，那就是非常不得已的状况了。

小儿半夜"着惊"哭吼多半是心肝阴不足

先来看以下这个例子。

一位 5 岁的男孩，本身有过敏性鼻炎和异位性皮肤炎的状况，不过，家长最在意的是"他半夜睡着之后，会有哭吼大叫的状况"。

"他眼睛是闭着的，没有醒来，但却会大声吼叫。"家长担忧地描述着。

"多久发生一次呢？"我问。

"几乎每晚。"家长答。

"有观察过白天或者睡前让他太兴奋，或者，家中

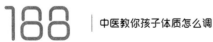

最近有什么较大的变动吗？"我尝试厘清心理性的因素。

"没有耶，最近是刚换学校没错，不过，老师说，在学校状况都还好。"家长如此回答。

这是属于中医说的"小儿夜啼"或"小儿夜惊"里面，比较严重的案例。一般而言，孩子因为身体幼小，"质量"本来就较小，"缓冲度"不足，也就是中医说的"心肝阴不足"，所以对于外界的任何刺激，反应会比较敏感一些。

举个最常见的例子。在一天外出开心的畅游之后，晚上回家，孩子洗完澡倒头就睡，大人本想可以松一口气了，正准备打开电视，拿出红酒来放松时，孩子突然在床上念念有词（说梦话），或者大喊，或者大叫几声，年纪更小的弟弟妹妹可能是直接用"哭"来表现，于是大人又要凑过去，拍拍、安抚。如果偶尔如此，大致上是正常现象，不必过度担忧。

再回到前面案例，这样的状况，我们就必须用中药介入了。除了一方面处理过敏体质，也叮咛家长日常饮食避免燥热食物，多吃新鲜蔬果，多喝开水，多安排体能活动之外，需要用中药来补充大脑神经系统的"阴质"。我们针对这样的状况，较常选用的药材，包括天门冬、麦冬、桑叶。实际处方时，还是会依据孩子体质的状况，以及其他疾病的情形，配合使用化痰、清热的药，或是调整肠胃的药材。

较大孩子的失眠问题

大家可能会想问，孩子大概到了几岁以后，会遭遇失眠的问题？我心中没有确切的答案。曾经遇到过小学四年级的女孩，因为自己个子比同学都矮，一直担心长不高，所以睡眠很浅，睡眠分段，品质也不好。

大多数的孩子偶尔会因为心理的影响而失眠。例如：出游的前一天晚上，因为太兴奋而睡不着；或者，当天看了恐怖电影，导致晚上睡不着。

这些暂时的，一两夜的失眠，不算是医学上的失眠。

理论上，孩子累了就会睡，为什么会出现长期的睡眠不佳状况呢？

"生理时钟乱掉了"也许很多人都听过这样的说辞。那么，生理时钟怎么调整呢？

在我们大脑的最深处，有个叫做"松果体"或"松果腺"的部位，它的主要功能为调整生理时钟，也就是日夜节律。

松果体的作用是负责日夜节律，也负责分泌"褪黑激素"，让身体启动睡眠机制。

当眼睛（即便是隔着眼皮）感受到清晨的阳光时，视神经便会传送指令给这个松果体，请它"下班"，停止分泌褪黑激素。不过，它有个自然规律，在大脑清醒15~16小时之后，就会开始"上班"，再度分泌褪黑激素，而这个时间，恰好是正常人准备要上床入睡的时候。

利用这样早晨自然的阳光来让大脑自行调节生理时钟，早就被应用在"搭飞机旅行造成时差"的调适上，现在只是把相同原理运用在长期失眠的状况。大家不妨检视一下孩子的卧室，窗帘是否遮蔽了清晨的阳光呢？即使睡前因为隐私考量或其他屋外光源的干扰，而必须紧闭窗帘，请在孩子入睡后就帮他把窗帘拉开吧，让清晨的阳光自然地洒落在床上。

也许刚开始几天没有差别，不过，只要持之以恒，渐渐地就会发现，孩子晚上能够在该睡的时间较快入睡，那个曾经躺在床上会跟你讲一个小时（或更久）还不愿入睡的孩子，渐渐只会存在于你茶余饭后闲聊的回忆中。

夏天日出早，理论上会早起，然后造成较早想睡。

冬天日出晚，理论上应该会稍微晚一点起床，晚上就会顺势到较晚才会想睡。

让大脑重新建立起自然节律，会比任何的安眠药物都来得有效。

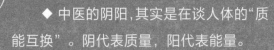

医生的小叮咛

◆ 中医的阴阳，其实是在谈人体的"质能互换"。阴代表质量，阳代表能量。

◆ 中医的"营卫气"就像火车一样，在全身依循着一定的轨道日夜运行着。夜间，原本走在体表和四肢经络的营卫气，会在我们入睡时，渐渐分配走往体腔和内脏（包括脑部），也就是体表相对少一些，体内相对多一些。

◆ 营卫气运送着各种各类的"质量与能量"到各个脏腑，进行不同的工作及进行不同的转换。所以说，睡眠是最自然的"养阴"功夫。

◆ 孩子刚入睡时突然出汗的状况和睡到半夜踢被子，都和睡眠过程中营卫气分布和转换的过程有关，都属于幼儿生理发育的正常现象。

◆ 长期睡不够的孩子，说明长期的"养阴"不够，相对地，不该出现的"火"就容易出现，如情绪暴躁、注意力不集中、睡眠不安、排便不顺、过敏症状加重……

◆ 要根本扭转孩子的燥热体质，关键在睡眠、运动两者时间的分配（该动则动，该静则静），其次才是饮食宜忌，等到必须用药处理，那是不得已的状况了。

◆ 较大孩子的失眠问题，除了暂时的心理压力引起，也要从生理时钟这个根源上进行调节。利用清晨自然的光线，唤醒大脑的松果体，有助于自然建立正常的日夜节律。

◆ 让孩子睡足他这个年龄该睡的时长，然后在孩子醒着的白天，多安排体能的活动，这才是孩子健康发展的基石。

23 小儿压力

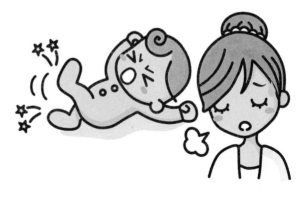

关键词

压力公式

自主神经

依附关系

分离焦虑

恒定作用

以妄为常

如何判断压力

多数人都不爱压力；少数人认为压力可以激发潜力，让自己进步。很抱歉，这里不是激励百万业务员的演讲会场，因此老实说：从医学上的观点来看，所有的压力都不利于人体健康。

成年人因为生活经验的累积，大概可以直觉反应，什么状况会造成压力。不过，若要让他们说说看压力是什么，他们却未必能够具体说出来。

> $f(压力) = f(事件或情境给予的挑战) - f(自我评估后得到的处置应对能力)$

压力公式

心理学对于压力的定义为：当处置应对能力"小于"眼前所面临的挑战时，压力便产生了。以"挑战"减去"处置应对能力"，就得到一个心理压力的参考值。

事件或情境的存在，就必然造成压力吗？不。

所谓压力的大小，需要判断这个人的"处置应对能力"够不够，而这个处置应对能力是经过我们的认知处理所"评估"过的。

如果自我评估"失准"了呢？压力是否也可能在不该发生时发生？

举例来说，某高中同班的三位同学，一起面对期末考的"挑战"。

A同学："考试内容我都已经很熟了，完全不构成压力。"

B同学："都没有怎么念，念不完了啦！怎么办？压力好大！"

C同学：（不说话）心里想着："我认真念了，

但我还是很担心考不好，还是觉得有压力。"

三位同学中，有两位觉得有压力，但C同学可能"低估"自己的能力，导致过分担心，承受了不必要的压力。

高中生对于自我能力的评估常常都会失准，那么，七、八年级的孩子呢？三、四年级的孩子呢？幼儿园大班的孩子呢？更小的婴幼儿呢？

遭受压力产生的生理反应

压力感受器全身都有，不过，压力的反应单位必然是从"自主神经系统"开始。

所谓的自主神经系统，有些翻译为"植物神经"。它包含了很多内脏系统的调控，从头到脚，例如眼泪、唾液、心跳、胃酸分泌、胃肠蠕动、膀胱排尿等。但它自有自的规律，不受意识控制。我们可以控制呼吸快慢，却无法控制心跳次数，也无法控制肠子蠕动的速度。

这一套调控的系统，在中医生理学上近似于"肝气"的调控。临床上，肝与脑、肝与心、肝与肺、肝与脾（胃）、肝与肾，都有一定的关联与互动，用药或针灸时，也是从这样的关联性来切入的。

压力进来时，牵涉到一组应激反应，也就是要迎战或是要逃跑，身体会自己选一个。身体大概会在几秒之内就做出选择，并且开始反应，也有人类学家认为，这跟原始人在狩猎情境遭遇野兽时，必须自保的反应有关，而这样的模式存在于优势的基因中，延续到现代人类的身体里。

只是，野兽如今换成老板或上司，而张牙舞爪则是被一份以完美抛物线飞过来的业绩报表给取代了。不管是迎战或是逃跑，我们的身体都需要做些"暂时的改变"。

好，我们来掌握一个观念：战场上，有时间吃饭、睡觉吗？有闲情逸致能够繁衍后代吗？当然没有。

所以，心跳增加，连带让呼吸加速，以供应更多血液养分给手脚肌肉或大脑。肠胃的消化会暂时停摆，身体过多的水分会排掉（以减轻重量利于逃跑），所以会尿频，而生殖系统和性欲也会暂时休息。

人体这种情境和反应，原本的设计都是暂时的，一旦远离危险，系统就恢复正常，开始休息、睡觉，睡饱了，饿了就吃，吃饱了繁衍后代……

但是如果一而再，再而三，常常让身体处在这样的压力情境呢？问题就来了。我们暂时卖个关子，先看看小宝宝的例子。

婴幼儿对压力的反应

婴幼儿有什么压力？当然有。婴儿是全世界最依照"本能"在过日子的人类。他们自从呱呱落地之后，第一个重点就是"生存"。

要生存，就要进食。由"饥饿"引发的噘嘴、左右转头寻找食物的"寻乳反射动作"，就是婴儿第一次面临存亡压力所做出的反应。当然，哭也算是其中一种，只是哭泣这个行为会随着年龄增长，包含更多"心理需求"的层面，以及是否有被满足的反应。

"亲密感"或者说"依附关系"，是婴幼儿第二个重要的生存压力。

在6个月到2岁这个阶段，婴幼儿和主要照顾者（不论是爸妈、祖父母或保姆）持续在建立这样的依附关系。一个稳定的依附关系，是幼儿除了吃饱睡饱等生理需求外，赖以成长和正常发展最为重要的"基石"。因此，很多人都说，会认人了就很难给别人带，或是小宝宝不要常常换保姆，都是在说这层道理。

"分离焦虑"是学龄前幼儿最常见的身心危机。

孩子刚送进幼儿园，除了每天在校门口呼天抢地，那阵子回家还会有"食欲不好""排便异常""睡不安稳""容易为小事闹脾气"和"容易生病"等各种状况发生。

家有幼儿的读者们一定觉得这些场景"好熟悉啊！"

令人感叹的是，不论早上学、晚上学，只要第一次上学，必然得适应和爸妈分离，这些反应都会出现一轮。只是有的孩子适应快；有的孩子适应慢一点；有的孩子压力反应很猛烈（肚子痛、发热、严重失眠……），让大人很难承受。

来复习一下压力的定义：当评估自身能力"不够"去应对这个挑战时，压力便会发生。那么小的孩子会评估吗？就算会，也评估得很粗糙。当"妈妈不在身边"这种情境排山倒海而来时，孩子一定是觉得自己不行了，撑不住的。但是，当一次一次的，每天到了某个时间，这个孩子重要依附的大人又出现来接他回到熟悉的环境（家）时，孩子的大脑渐渐就会"评估"："喔！我是可以在学校忍耐一天的，因为妈妈一定会来接我。"于是压力渐渐消失，而大脑的其他部分才有机会去感知团体活动的"好玩"，进而产生对学校的正向联结，然后才可能"喜欢"上学。

喂！一定要解释得那么复杂吗？

是的，一定要！因为你我的大脑都是这样慢慢长大的，孩子的任何一个阶段都需要家长的耐心；因为我们人类的大脑就是只能这样一步一步、层层堆叠；少了稳固的这一层，上面一层就盖不好，所以急不得。

中医在这个阶段着重调节孩子体内的微失衡

首先，会通过一些药材来调整自主神经，调理"肝气"的反应程度，且依照孩子的体质调配适当处方。例如，同样面临压力，有的孩子会便秘，有的孩子却拉肚子，这就是肝气对肠子蠕动速度影响的差别。

偏向"脾虚"体质的孩子，比较容易在这种时候拉肚子；偏向"肝火"体质的孩子，则比较容易在这种时候便秘。中药的调整，就是在调节这些体内的"微失衡"，让孩子恢复"微平衡"的身体状态。

其次，要带着孩子做一些运动，最好是缓慢而持续的运动。孩子大多都爱"急冲、急停、急跑、急跳"的玩法，无可厚非。不过还是要带着孩子，做"缓慢而持续"的运动，例如：维持一个速度的慢跑，或是慢慢骑单车。慢的目的是让身体在缓慢的有氧运动当中，自主神经渐渐趋于平衡，属于"休息"的那一块"副交感神经"会平衡属于战斗的"交感神经"，然后身体内脏各个系统才会渐渐地恢复正常。

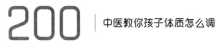

虽然，带着孩子练习"慢而深"的呼气与吸气，听起来很不容易，但仔细想想，能够受我们意识去调整快慢的，也就只有呼吸了。"调息"就是调节呼吸，是自古以来全世界所有传统养生功法共同的第一步。

24

自主神经失调

自主神经失调，在我的病患群里，比例非常高，大多是成人，也有一些是高中或初中的大孩子。而"自主神经失调"这个诊断名词，都是他们从西医师那边听到的，不是我这个中医师说的。的确，中医传统只有用"心神不宁"来解释失眠、用"肝气犯胃"来解释压力性的腹痛腹泻等，并没有自主神经失调这个名词。

一个生理系统原本就会有内在平衡的法则，所谓"恒定作用"，也就是短暂改变之后，身体会有其他机制把它"拉回来"恢复平衡。

例如：工作加班劳累，快要耗尽了心血管系统的能量，让心脏发出"好累喔！"的呐喊。可是现实是工作还没做完，大脑还强制地想要运作，此时就要靠自主神经系统来"应急"一下，让心跳再加强一下，再多奋力工作一阵子。哇！一天的熬夜，也许补个眠就好了，但经常熬夜之后，心脏被这样子"超频输出"，有些人的心脏就开始在白天发出异常的"心悸"警讯了。心悸只是一个警讯，背后代表的是身体能量开始失衡，这才是真正需要关注的焦点。

同样的，肠胃也是受到自主神经调控。如果在劳累之后，大吃大喝，让肠胃原本的能量也快要耗尽了，因而发出了抗议的讯息，那么，我们的自主神经也会介入"处理一下"，加速消化蠕动。所以有些工作没日没夜、又很少吃蔬果的朋友们会跟我说："没有啊，我每天大便都超正常的！"是啊，我在心里暗忖，那是因为你的自主神经还在帮你撑着，而你不自觉而已。如果再持续下去，等到体力衰退或是身体无法再帮我们"拉回平衡"时，肠胃就会出现严重的症状了。

常见的肠易激综合征就是一个显而易见的例子。很多大孩子，因为压力（不管是学业还是人际）而造成便秘、腹泻或便秘腹泻交替。做完一轮检查，却找不到实质的病变。这就是因为肠胃的蠕动已经太过敏感，失去了自我调节的功能，反而一直受到"上司"——脑部感受到的压力影响，动得太快或太慢，产生一堆不舒服的症状。这种状况，除了吃中药，最大的重点还是要重新检视整个生活作息，该睡的时候、该起床的时候、该运动的时候、该好好吃饭的时候、该好好"发呆放空"

的时候，这些时候该做的事情都不要因为任何"借口"而跳过。

"以妄为常"是养生大忌

中医典籍出现的这四个字——"以妄为常"，一语道破以前称作"追逐功名利禄的士大夫"，现在则是"血汗制度下的薪水阶级"，一直反复跳进的一个健康无底洞：把应该"偶一为之"的事情当作"常态"。一个月熬夜一次就很夸张了，还每周五个工作日都熬夜？一年吃一次麻辣锅配冰淇淋就很夸张了，还每个星期聚餐都吃一次？诸如此类，细数不尽啊！

孩子的身体也是一样的。现在大概小学高年级以上，家长就很难再"管控"孩子在外面吃什么东西了。至于晚上几点上床睡觉，有些家庭还可以维持纪律，有些家庭则全面失守了。虽然我们谈的是压力与身心健康，不过，很残酷的现实是，人的身体就这么一个，五脏六腑就是这样一个系统，如果10岁以前就已经没有"善待"它了，那么到了15岁或更大，当外在世界的挑战接踵而来时，孩子的身体要拿什么来应付呢？

大人能够帮孩子的，是从小健康扎根，让"压力公式"里面的"处置应对能力"尽量提高。如果只是一味地"降低客观环境的挑战",没错,也许高中大学时,都能够平顺地度过,那么毕业之后呢?进入职场之后呢?进入婚姻之后呢?女生终于想要当妈妈,却感叹怀孕很难,于是跑到中医院来求诊的人数,据统计,这也是中医初诊主诉的前几名。

我有个活泼好动的10岁男孩患者,一双黑溜溜的眼珠,很机灵的样子,黝黑的皮肤与精瘦的身材,看得出来喜好户外运动。他有着开朗的笑容和不怕生的个性。第一次进来我的诊间,就对着桌上的摆设问东问西:这个(把脉的手枕)是做什么的,那个(针灸计时器)是做什么的。

妈妈当然也知道儿子很聪明,不过,学校和托管班的老师都表示,他比较坐不住,没耐心做完功课;数学理解是还可以,但考试题目就常常粗心看错,或是算式漏掉被扣分;对需要背诵的课文,就更没有办法专注了。再加上他本身有鼻子过敏的问题,所以,妈妈还是带他来中医院,希望能够吃中药协助调理。

调了大概半年,这个孩子的过敏体质渐渐改善,性情和学习表现也都有小小进步,然后,突然这对母子就消失了。

隔了一年多,妈妈再次来到我的诊间,这次儿子没来。

处理完她的问题之后，话题回到了她儿子身上。

"你儿子最近怎么样呢？"我开了头。

"喔！他转学了。"妈妈爽快回应。

"离家很近的小学喔。"我接话。

"是啊！每天可以多睡半小时到 40 分钟，开心得很。"妈妈回答。

"适应得还好吗？"我再关心。

"刚开始第一次段考，数学竟然给我考 39 分，不过，第二次，就进步到 70 多分了。老师也说他进步很多，其实他很聪明。"妈妈的眉目略显得意。

"那很好啊！真的，有时单单一个睡眠充足，就可能让孩子的定性变好。"我边说边点头微笑。

妈妈道谢走出了诊间。

这家人住在新北市，原本让小孩来念妈妈公司附近、台北市明星学区的小学，从家中到学校的时间要半个多小时。功课压力大，每天下课后还要去托管班做功课，留到晚上妈妈下班的时间才和妈妈一起回家。

或许您会问，只因为睡眠不足，就造成孩子多动、注意力不足吗？当然不是这个意思。

但是反过来，当家长愿意改变，调整孩子的求学环境与作息之后，经过一整年的观察，的确发现这个小男孩虽然还是一样聪明，一样顽皮，一样偶尔少根筋，一样邋邋遢遢，但是整体而言，定性变好了，成绩比较"可被接受了"，最重要的是，他变得开心了。

我由衷为他感到高兴，也为他"愿意改变"的父母亲，鼓掌喝彩。

25

认识注意缺陷多动障碍

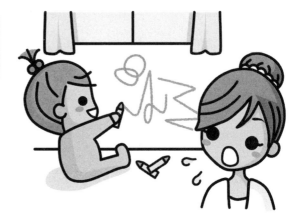

多动症的全名是"注意缺陷多动障碍"，当然，一开始不是这样的名称。从西方近代医学的历史上看来，也是一个从观察到摸索的过程。

最早，大约在 1902 年，英国的儿科医师乔治·施提尔发表了一群孩童有"不正常的纪律控制缺陷"的状况。换成白话文，其实就是一群特别难以管教

关键词

多动症	解除表症
注意障碍	阴质不足
成人多动	

的孩子。然而，医学上到底怎样叫做"不正常"？恐怕才是这个案例必须要特别关注的点。

在那个年代，统计的概念并不盛行。所谓的"不正常"就是凭着医师"经验判断"，这点倒是跟中医自古以来的状况很接近。后来，在精神医学领域，渐渐认识到统计的重要性，于是美国有了《精神疾病诊断与统计手册》（以下简称 DSM）系列的问世。当然，同样一个病人的同样一个状态，美国的医学会可能认为他是怎样的病，但是到了法国的医学会，却可能用另外一套标准来评估。这也是容易遭受抨击的一部分，我们后面再谈。

在 1968 年的 DSM-Ⅱ（第二版）里，首次列入了关于"多动与冲动疾患"的内容。由此可见，也许受限于对大脑认知科学的认识还不多，在当时，只有发现多动和冲动明显的这群孩子算是"不正常而特别需要照顾 /治疗"的，至于注意力的状况如何，还没有特别被关注。

到了 1980 年的 DSM-Ⅲ（第三版），开始用"注意障碍"（ADD）这个名称来界定这样一群孩子的状况。至于多动的部分呢？则是用附属在注意障碍底下的方式来处理。也就是说，一个孩子可能是注意障碍而且又合并多动行为，另一个孩子可能是注意障碍但没有合并多动行为，但都归属于注意障碍的疾患。

从这个分水岭开始，关于多动行为的研究，开始转到了注意力以及其他大脑高层认知功能，例如：计划／执行力、操作型记忆、抑制功能等的领域。也就是说，这群孩子的分心、涣散、躁动、激动等行为，科学家尝试用"大脑里面是不是发生了一些不该发生的事"来解释。

　　这个发展基本上是正面的，但又不完全是正面。

　　首先，医学界开始跳脱了"单纯性格的影响"。这代表传统上认为"噢！这个孩子的个性就是这样，定性不好，坐不住……"，但现在不是这样单纯地看待问题，而是认为这个孩子必定有什么部分出了状况，不论是生活作息、饮食、心理、情绪，甚至社交人际等，然后才导致大脑的部分功能欠佳。

　　这个看法的正面性在于，大家开始尝试"找方法"帮助这群孩子，去尝试"改变"这群孩子，而不是像过去几千年一样，找一个比较不需要念书考试的环境，或需要体力劳动的技能性工作，直接把他们野放。

　　然而，这样的大脑科学主导之后，衍生出来的问题是：药物的治疗。

　　当初研发药物的人，大概本意也不是要家长、孩童、老师、医师等四方面都"依赖"药物：

　　◆ 家长因为孩子吃了药，课堂表现优良，回家乖巧，学业成绩很赞，老师反馈良好，所以往往不再那么关心孩子，陪伴时间也变少？

◆ 孩童因为吃了药，念书效率倍增，课堂专心理解迅速，所以成绩表现名列前茅，志得意满，然后也许觉得世界上的事情都是那么容易，面对挫折的承受度就渐渐下滑？

◆ 老师因为班上的问题学生都吃了这颗药，教室秩序从此良好，上课轻松愉快，不用再骂人盯人，大家都能够考出好成绩，让老师在校务会议上也很有面子，是否就渐渐忘记检视自己的教学，有多少孩子其实需要翻转课程设计，激发学习兴趣，或者有更需要个别辅导的状况？

◆ 医师因为有了这颗药，只要开药给小病患吃，然后回诊调整剂量即可。看诊迅速，疗效好，不太需要花更多时间去探求这个孩子是否还需要其他的认知训练、团体治疗、心理咨询？

我并不是全盘否认药物治疗，而是希望大家可以注意这个问题，药物治疗只是暂时的，孩子的一生却是长久的，如果您的孩子经过专业评估，需要药物治疗，那么就坦然地接受药物治疗，但是，莫要忘记时时检视各种状况，以便能够在最短的时间内就离开药物。

美国的《精神疾病诊断与统计手册》系列发展到
2013 年，出了最新的第五版。关于注意缺陷多动障碍，
还有几项变革：

◆ **强调情境／发展的差异与变化**

现在更重视这个孩子身处的情境，与个别发展的
差异。比方说，如果一个稍微比较不易专注的孩子，刚
好念了一所非常重视学业成绩的私立小学，他的问题可
能被放大，所遭遇的冲击可能会更多。

◆ **将旧版的"不适应"改为在社会／学业／职业／
的"冲击"**

以前用来评估孩子的症状，主要看他的状况是否
造成他在社会／学业／职业的"不适应"，但这有先入
为主的问题，我们变成要求孩子去适应他的环境。如果
不巧这个环境是扭曲或有问题的呢？所以现在去评估
一个孩子的状况，是要看他的状况对于他自身的冲击到
底可不可以被接受。例如：注意障碍，造成英文单词背
不起来，英文考不好，但是到底有多不好？是完全都不
会，还是居于全班的中间？如果给予一些注意力训练，
加上英文的补救教学，然后他的英文程度渐渐上来、渐
渐可被接受，自然他的冲击就减小了。

◆ 将旧版的"功能减损"改为"干扰"而造成的"品质降低"

以前一直用"缺损"来看这群孩子，其实，他们大多数都有某一块是超越班上其他同学的，例如：创意、即兴反应或是体能活动的表现。他们并没有缺损，只是注意力这块比较差，所以造成学业的干扰，导致学习品质的下降。

◆ 旧版界定症状初次发生年龄必须在 7 岁以下。新版改为 12 岁以下

这个改变也许将造成被诊断多动症的小学生愈来愈多，但也不全然是坏事。以往，如果一个孩子 7 岁之前在注意力方面没有异常，也没有产生多动症，但是 9 岁时，因为某些原因（功课变难了？老师要求变多了？），渐渐有注意力方面的问题，那么，放宽年龄限制的好处是，我们可以发现这些学习有问题的孩子，并且及早给予关心，给予协助。

◆ 对于成人的多动症，新版界定为 17 岁以上，符合某些症状准则即可诊断

小时候的注意障碍／多动，到了成年期，通常多动的症状会消失（这应该是因为随着大脑的发育，抑制功能那个部分变强了），但是"注意力不够用"的状况

还是会存在。医学界开始重视 17 岁以上这群注意障碍的人，并且给予协助，其做法是值得肯定的。

◆ 把"破坏性情绪失调障碍"从多动症的类别当中独立出来，另外成为一个疾病。意即这些持续容易暴怒的异常行为，不再被视为"因为他是多动症患儿"

以往把某些在孩童期发生的行为问题，"归咎"到多动症，后来一些研究发现，其实像是暴怒或是反社会性的行为，跟多动症并没有关系，所以就分开处理。

注意力的发展，是预防多动症的关键

各位认为注意力的发展，从何时开始是关键期呢？专家都说，当孩子开始接触副食品（6 个月，甚至更早），不论是被喂食，或者自己尝试汤匙（或双手）挖食物泥，就是孩子开始"训练专注力"的关键。

这时候脑部发展的应该先是持续型的注意力。

如果照顾者习惯让孩子边吃饭边看电视呢？

多工型的注意力其实是后来才慢慢发展出来，所以刚学走路易摔易撞，那是因为只能专注在自己脚的踏步，无法注意路上的其他状况。等到能够骑着三轮车在公园游玩时，便已经具备一定的多工型注意力了。

至于注意力的"选择"和"切换"，照顾者用什么方式在日常生活中引导，也很重要。不同刺激的"轻重缓急"，除了本能的驱使，例如肚子饿一定先专注在食物，其他要靠照顾者的"教导"。例如回到家，有脱鞋子、放鞋子、洗手这些事情等着要做，如果客厅摆着奶奶带来的新玩具（强刺激），孩子通常会先冲去摸玩具。脱鞋子切割成好几个步骤，同样的，洗手也切割成好几个步骤，这些步骤经过照顾者的引导示范，一个一个做完，然后，才可以去接触那个"新鲜的"刺激物。这就是最初期的选择性注意力的能力，知道当下应该专注在什么事，而什么事又应该先放一边。

注意障碍的这群孩子，往往无法自己预见做某件事的后果，例如：写字不知道漏掉某些笔画就变成另一个字，算数不知道少加十位数就会差很多等。其实只要看看未满2岁的学步期的幼儿就会知道，爬栏杆专注于爬，不会预知爬上去后自己其实没有能力下来，所以爬上去往往会翻滚摔下来。

就注意力的阶段发展而言，这样情形本属正常。大脑会学习，摔了一次，神经元就有一次，甚至多次的联结，下回再有类似的情形，或许就不会再摔。

身为照顾者，是否在这个初起学习的阶段，太过保护孩子呢？让大脑失去许多学习的机会？

多动症患者的脑部究竟哪里不同

近年，国外的医学撰文网站转载了一篇 2017 年刊登在权威期刊《柳叶刀》（《The Lancet》）的最新研究报告，内容是关于多动症患者的脑部造影。研究结果呈现得很客观而不失之武断，大致是：多动症的患者，不论年龄，都与一般人的脑部确实有些区域不同。这样的不同，经由研究的筛选，也排除了"药物影响"的可能性。然而，这些多动症患者的脑部造影，在同样被诊断为多动症的群体里面也呈现各式各样的"不同"。

也就是说，虽然科技证实了这一群人确实在某些地方与一般人不同，却无法正确地描述"究竟是哪里不同"，以及"为何造成不同"。

还有一些推论，例如：多动症的孩子，脑部涉及情绪和奖赏回馈的区域与其他孩子有些不同，以致他们比较难以在进行一些较困难或是需要较长时间专注的"任务"时，情绪获得满足或增强。

白话一点，就是比较"不容易得到成就感"的意思。

另外，一直以来就被认为是多动症孩子不容易专注的原因之一的脑部功能区域"额叶执行功能"，在这次的研究中也再次发现，确实存在相异之处。

不管是行为问题、心理问题、精神疾病，科技会

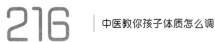

中医教你孩子体质怎么调

带着我们渐渐往"找寻可能的脑部实质证据"这样的方向偏过去，这是早就可以预料的事。不过，"现象"是否等于"因果关系"，则是千古以来持续争议不休的一点。

以中医的"脉诊"为例，把到右手关部（腕后桡骨茎突内侧部）的什么脉，呈现的是这个人的脾胃出现了怎样变化的"现象"，但这个现象是否就等于他今天不舒服例如胀气、嗳气的"病因"？不尽然。从现象到病因，正是医者必须要依照逻辑思维去推敲的一个重点。

回到多动症的孩子身上。今天他的"不容易获得成就感"，是大人们吝于给他机会，例如：他稍微做得不好就责骂；或是环境中的有效刺激营造得不恰当，他只有被动的影音观赏，缺乏主动操作式教具。另外，他的"额叶执行功能"较弱，也可能是大人们给他的引导不够，或是饮食作息出了问题，如体能活动太少、睡眠不够、营养不均衡、摄入太多甜食零食和垃圾食物。

孩子的任何一个发展问题，可能是由不同原因引起的。有时候，家长来到我们的诊间，光是要把这些原因厘清，就要花上好几个星期。然后再一步一步正视问题，去做调整与改变，这又要花上好几个星期。所幸在这样的几个月当中，孩子如果愿意接受我们开立的中药处方，大抵在体质上也能够看到渐渐的进步。

虽然慢，但只要大人们不放弃希望，孩子终究会改变的。

法国没有多动症的小孩吗？

芝加哥心理学杂志上一篇关于多动症的文章指出：在美国，每 1000 个孩子约有 90 个被诊断为多动症，但在法国，每 1000 个孩子却大约只有 5 个是多动症。差这么多，难道法国人都没有注意力的问题吗？

我们可以客观地认为，那差距的 85 个孩子，并不是"有没有"多动症这么直截了当的问题，而是"严重程度"的问题。芝加哥心理学杂志上也提到，法国的精神医学专家只会给那极端严重的 5 位多动症患儿以药物辅助治疗，而其他的孩子，则是用环境调整、行为训练、家庭咨询，以及（很重要的）饮食调整来帮助孩子减轻注意力不集中或是多动的症状。

这牵涉到整个社会的价值观，是愿意花费更多的人力、物力、时间来帮助孩子正常发展呢，还是一切趋向"速食文化"——塞颗药，省时又省力？

中医古籍有句话叫做"上工治未病"，意思就是最强的医生是帮患者预防疾病的发生。回到多动症的问题也是如此。我们相信，确实有小部分严重多动的案例，

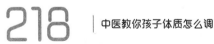

是因为基因遗传造成脑部的问题，但大部分的状况还是跟后天的教养环境很有关系。

法国学者潘蜜拉·杜鲁克曼（Pamela Druckerman）表示，法国父母的观念是给婴幼儿一个"框架"去成长，而非无限制地溺爱孩子。举例而言，即使是小宝宝，"想吃点心就吃"也是不被允许的。大部分的法国家庭从幼儿时期就让孩子习惯于一天四餐的作息。法国社会普遍认为适度的"限制"，能够让孩子"更有安全感"，我们也认为，通过最本能的"饥饿与摄食"，去建构大脑里面"等待""延迟满足"的神经迴路，无疑是最早期也最有效的训练。反观我们身边，在餐馆常见邻桌的孩子"边看平板电脑边吃饭"，他们在家里是否也是边看电视边吃晚饭？孩子们都爱玩，但是，孩子在玩完之后，您有要求他收玩具吗？即使是刚刚会爬会坐的幼儿，都有能力自己收拾玩具，问题在于照顾者的态度与观念。很多儿童时期的发展与情绪问题，都在 3 岁之前就产生关键影响。我们即使不谈行为准则，光从饮食习惯来说，我不相信一个从不满 1 岁就无限制摄取可乐、汽水、糖果、巧克力、薯条、洋芋片的孩子，跟从小都被规定只吃水果当点心，也完全不喝饮料的孩子，两颗大脑到了小学阶段"新的挑战进来时"，会成长得一样正常。

26

多动症儿童体质如何用中医调整

关键词

多动症

注意障碍

成人多动

解除表症

阴质不足

至少到目前为止，我与许多国际上知名的学者一样，相信多动症是孩子发展过程中的一个"状态"，而非"疾病"，意即它是可以被"修正或调整"的，却不见得必须被"治疗"。

接下来，就让我们聊聊在临床上，中医是如何"调理"这群孩子的。

从前尚未认真看待这群孩子时，我从中医基本理论的训练思考，想当然，"静不下来"就是"躁"，当然属于"热证"，所以应该用"清热"的中药材去调理。确实，我们临床上看到一部分的孩子，以"多动"和"冲动行为"为主要表现，如：上课坐不住，总是一直干扰邻座的同学，甚至老师讲课讲到一半，他会"爆冲"到教室外面。这群孩子有一部分对于背诵型的记忆力其实还不错，所以某些科目的成绩还算可以。他们的体质确实比较燥热，容易口渴，小便偏黄，粪便较干硬或颗粒状，很怕热，食欲不错，容易生气，容易觉得烦，睡眠质量不好，不易入睡。

我们会使用淡竹叶、麦冬、天门冬、百合之类比较凉性的中药材，注意饮食上的忌口（忌所有辛辣烧烤酥脆口感的食物和零食），孩子的体质就会慢慢调整过来。

然而，那只是一小部分的孩子。后来我们观察到更多的孩子之所以需要长期服用西药，主要的问题是"专注力"不够用，以致课业成绩提高不了。这群孩子在教室里很乖，也不干扰同学，但时常会发呆或打瞌睡，或是心思不知飘到哪里去，所以当然上课没听懂，而课后辅导的时候同样也是很难专心，终于家长受不了，而求助于儿童心理科。

这群孩子的特点是：体力不好，食欲也不佳，所以会呈现比较瘦弱的外表，同样也很晚睡，而早上很难爬起来，但其他"燥热"的表征都没有。于是我重新思考，把主轴放在"强健脾胃"。

中医理论认为"脾胃为后天之本"，胃肠的消化吸收运作系统正常，孩子的"能量系统"才会有效率。使用的药材更普通，就是党参、白术、茯苓、陈皮之类的，然后特别叮咛避免冰品冷饮。不过，脾胃需要经过一段时间的调理，所以我们会和亲子双方沟通：药不难喝，但需要有恒心地喝一阵子。目前观察起来，经过 3 个月的调理，孩子的食欲确实渐渐进步，体力也渐渐上来。

从"质量"与"能量"谈中医的生理系统运作

为什么我们要在这里谈物理学的"质能互换"呢？质量与能量的交互运作，在中医的生理系统里，具有极重要的角色。从古到今各个医家都说，阴阳互根，阴中有阳，阳中有阴，然后哲学家更把它跟太极图连在一起，熟悉现代医学者看了只能摇头，而渐渐产生隔阂。其实，中医所谓人体生理运作的阴阳，就是"质量"与"能量"的交互运作系统。

这个系统，在我们这些宝贝小孩的身体里是怎么运作的呢？

小孩的身体小，所以总质量小，中医称为"先天阴质不足"，所以"缓冲区"较不够。比方说，一锅粥放在火炉上，一大锅，耐得久煮，小小一锅，当然容易烧焦。孩子对于任何的外界刺激（温度、湿度、声音、光线……）都很敏感，对于从嘴巴吃喝进去的东西也很敏感。大人多吃两根巧克力棒，也许喝几杯水就没事了，小小孩若是多吃两根巧克力棒，也许就嘴巴破，也许就便秘，也许就烦躁坐不住一个下午。

同样的，外界有病毒细菌等病原入侵人体，免疫系统会诱发反应，例如发热或是发炎，这个"火"比较旺，遇到小小孩娇小的"阴质"，当然容易产生"烧焦"的不良后果。

身体是一个复杂的能量质量分配的场域，河东着火了，河西的水要引过去救火，需要什么？需要能量来运送。能量推着质量走，于是才有眼泪、鼻涕、唾液、汗液、肠液的分泌。一般小孩体力还算可以的话，我们给他补充大量的"阴质"（最快速其实是点滴静脉输液，当然，喝运动饮料也可以），源源不绝的水和养分来了，当然就会比较顺利地把坏东西从身体里面往外赶，等到都赶出去了，身体也就恢复了。

在某些特殊体质或特殊状况下，当这个运送的能量不够时，怎么办？即使一直补充"阴质"，能量不够，推不动，送不到最前线去作战，结果这些一直进来的水分养分，就堆积在身体各处，反而造成水肿。淹水了，更阻碍了原本正常的功能。

前面描述的，其实小至任何一次感冒、胃肠炎，大至心脏病、肿瘤，都可以套用这样的原理和系统去了解。

如果发现推送的能量不够时，可以适时用"解表"的中药去辅助。解表原本的意思是"解除表证"，但不容易被了解。所以我们应该说是这些辛味的药材，例如麻黄、荆芥、防风……能够短暂驱动身体内部的能量，帮助身体恢复运送系统的正常运行。当然还有一个更复杂的层次，就是当患者身体的能量已经虚到一定程度，连用那些麻黄、荆芥去驱动都没用时，就要用上直接强心的药材，例如用附子来增加推动力。

　　现在不妨想象，如果这样的架构套用在小孩的脑部神经系统呢？

　　某些体质的孩子，在某一次发热之后，就开始癫痫发作了（大脑神经元的不正常放电）。也有某些体质的孩子，在某一次"特殊状况"之后（也许是生命中的一件大事，或者只是一件小事），负责"注意力"和"抑制力"的大脑神经元，也开始不正常放电了，或是不正常联结了。

　　现在要谈的是，当这样的孩子注意障碍已经好几年，也用西药在控制了，来到中医的门诊，我们会如何处理。

　　首先，大脑的神经系统必然存在"阴质不足"的状态，于是我们要用能够补充神经系统实质养分的药材，例如天门冬、玉竹、桑叶。然后，评估这个孩子推动力够不够。如果血液循环的推动力不够，就配合附子、川芎等药材，如果是根本的肠胃消化吸收养分来源不够（如前面文章提到），就应用传统上所谓"调脾胃"的药材，如茯苓、白术、山药等。最后还要评估孩子的燥热或躁动表现程度，如果燥热躁动的表现太明显，我们还是需要酌加一些帮助"神经抑制"的药材，例如黄芩、牡丹皮等。

以上简单描述了临床上评估和处理的一个流程。必须要再次强调的，任何中西药物都是有它的适应性和"偏性"，尤其是孩子的身体敏感，在使用任何药材之前请仍经过合格医师的评估，避免发生不良反应。

常见儿科疾病照顾守则

这里针对本书提到的常见儿科症状或疾病，整理了其基本的现代医学原理，以及中医理论之解释，当然最重要的是"照顾守则"，可提供给爸妈们速查参考。

发热

西医重点	大脑的体温调节中枢顺应体内条件（温度，感染病原，发炎反应……）所做出的改变
中医重点	身体在对抗外来敌人（外邪）的反应，是身体"正气"的表现
照顾守则	◆ 没有用药介入但却热热退退，请去看医生 ◆ 低热持续超过 12 小时，请去看医生 ◆ 活动力和饮食都正常的高热，先不急着用药，先观察或用物理方式降温 ◆ 出现昏睡昏迷，即使热度不高，请尽快去看医生 ◆ 急速上升的高热，然后停留在高热水平 12 小时以内，只有轻微倦怠或食欲不佳，就补充水分、吃点软食、减少喂食量。有条件的话配合中药 ◆ 不管中药治疗与否，出现"脱水征候"时，就应该送医处理

慢性咳嗽

西医重点	呼吸道，包括咽喉与气管，因为受到刺激而必须有的自我保护反应。刺激物包括外来的（冷、热、异物）以及内生的（痰、发炎、自主神经失调）
中医重点	"五脏六腑皆令人咳，不独肺也。"意思是说，我们要找出身体哪方面失衡（肠胃？肝气？），因为这些失衡才导致咳嗽不易痊愈
照顾守则	◆ 避免甜食 ◆ 避免冰饮 ◆ 适度运动 ◆ 注意孩子卧室适当的温湿度 ◆ 找出咳嗽真正的原因，并与医师配合

肠胃型感冒

西医重点	特定的病毒（如：诺如病毒，或某些类型的流感病毒）感染肠胃所引起的症状
中医重点	外来的病邪（通常是病毒）+ 身体体质的特殊条件（本来肠胃就不好，或是爱暴饮暴食不节制），而引发了一连串的肠胃症状，目的是把"敌人"排出体外
照顾守则	发热后，或度过急性期的症状之后，切记！身体还虚弱时，即使孩子想吃，大人也要控制住界线，从好消化、不油腻的食物，慢慢恢复至较复杂的饮食，千万不要在大病初愈期，便吃油腻、大量肉类、甜食零食

肠道病毒 71 型（手足口病）

西医重点	轻症 ◆ 80%~90% 会出现手足口病，口腔出现溃疡，手、脚或臀部出现红色丘疹或水疱 ◆ 发高热 ◆ 疱疹性咽峡炎：在比较靠近咽喉处有白色的疹点，有时伴随咽喉红肿，或是和整个口腔的溃疡合并发生 肠道病毒重症前兆包括持续昏睡、持续呕吐、频繁的肌跃式抽搐、意识异常、痉挛、眼球动作异常。若有重症前兆，请立即送医
中医重点	肠道病毒属于中医传统说的"湿热疫病"一类疾病，传染力强，流行广，也容易入侵人体的深层部位。所以治疗上的及时"移动战场""透邪外出"是避免发生重症的关键
照顾守则	◆ 身体还虚弱时，即使孩子想吃，大人也要控制住界线，从好消化、不油腻的食物，慢慢恢复至较复杂的饮食，千万不要在大病初愈期，便吃油腻、大量肉类、甜食零食 ◆ 口腔溃疡时，冷冷凉凉有养分的食物，如果冻、布丁、杏仁豆腐这些都可以给孩子补充体力 ◆ 补充电解质和水分

肠道病毒 D68 型

西医重点	症状很不典型 仍然会发热，也会流鼻涕、咳嗽等，但很少出现"手足口病"或是"疱疹性咽峡炎"。另外，D68 比较容易出现中枢神经的后遗症，影响孩子肢体运动
中医重点	既然 D68 的症状跟一般流感差不多，表示"战场"仍在呼吸道，我们就尽快让病邪从呼吸道（肺系）逐出体外，避免衍生更多问题
照顾守则	为了校园防疫考量，建议以"发热超过 38.5℃"为请家长带回家观察的准则

过敏性鼻炎

西医重点	过敏基因，遇上特定的过敏原，便会在鼻黏膜引发一系列的炎症反应。因为炎症反应会分泌大量"组织胺"，所以会造成身体倦怠、有嗜睡感
中医重点	身体的营卫卫气在适应外界的条件改变（温度、湿度、灰尘、空气污染……）时，做了太过度的反应，于是将不该有的"热、痰、湿"都聚集到鼻腔来
照顾守则	◆ 首先要控制饮食。高热量、油炸、西式糕点、饼干、糖果、巧克力等能少吃就少吃 ◆ 多吃新鲜蔬果 ◆ 长期而言，必须让身体的调适能力增强，可通过规律的有氧运动（慢跑、游泳等）来实现。平时注意家中环境的整洁度，湿气过大时应除湿，环境太干燥时应使用具加湿功能的空气净化机来让卧室维持舒适湿度

慢性鼻窦炎

西医重点	鼻腔的反复感染，造成局部的炎症慢性化，病程长，嗅觉也会受影响，对于气味的敏锐度愈来愈差
中医重点	身体正常的营卫气减弱了，无法在鼻窦部位有效抵抗外邪，以至于敌人长居久留。关键是鼻窦部位的血液循环"不够好"，即使单用抗生素也效果不彰
照顾守则	◆ 避免甜食、油炸、冰饮 ◆ 必须多运动 ◆ 注意卫生，避免再次感冒 ◆ 一般而言，慢性鼻窦炎单用中药治疗效果是可以接受的

慢性中耳炎

西医重点	中耳因为反复感染、发炎，造成积水甚至积组织液（脓）。若没处理好，会造成听力受损
中医重点	慢性中耳炎代表防卫部队太弱了，连"后宫"都被攻陷了
照顾守则	继续按照医嘱服用抗生素，然后间隔一个小时，再服用中药处方。像是河岸人家失火了，需要用船载运消防人员和消防器材去灭火，中药好像是那艘船，抗生素则像是船上的消防器材，相辅相成

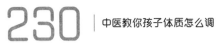

异位性皮肤炎

西医重点	过敏原引发过敏反应，破坏了皮肤的锁水层，以至于皮肤干燥之后发痒，抓破后反复感染、发炎，又造成皮肤的粗糙与暗沉
中医重点	免疫反应引发的"火"消耗了肺系统的阴质，以至于皮肤（属于肺系统）失去正常的滋润，于是变得干燥。加上不当的饮食刺激脾胃，以至于炎症难以控制
照顾守则	第一步就是：勤搽乳液 洗澡原则 ◆ 盆浴比淋浴好 ◆ 低温比高温好 ◆ 泡得久不如泡得巧 适当的水温泡澡 5 分钟内，对于皮肤是"补水"，超过 6 分钟，皮肤就会开始"流失水分" 饮食与运动原则，类同其他过敏疾病。尤其注意忌食燥热食物

哮喘

西医重点	因接触了过敏原，引发过敏反应，让气管上皮发炎肿胀而变得狭窄，接着，呼吸变得困难，发出了哮鸣音
中医重点	反复发炎多次后，局部的组织微循环渐渐变差，呈现惨白惨白的表象。涉及中医所谈：阴火—痰饮—痰瘀—血瘀—气滞—阳虚等病理变化

照顾守则	◆ 除了避免接触过敏原之外，建议配合运动和饮食治疗 ◆ 运动可以缓慢渐进式融化外面的冰雪；而健康的饮食则可以避免里面的火"乱烧"。高热量、重口味、酥脆、高糖分，这些饮食就是对孩子身体免疫系统的"火上加油"（引发炎症）

肠胃敏感

西医重点	因为掌管肠胃蠕动的自主神经调节出了问题，所以动得太快则腹泻，太慢则消化不良或胀气
中医重点	◆ 观察脾胃从心阳那边获得的能量够不够 ◆ 观察脾胃因着肝气（自主神经、压力情绪）的调节是否过当
照顾守则	◆ 解铃还需系铃人。孩子的肠胃问题，最重要的还是回归日常三餐的调理。健康的食材、适当的烹调方式、愉快的用餐情绪，缺一不可 ◆ 心阳不足的体质，运动锻炼要循序渐进

注意障碍 / 多动倾向

西医重点	大脑负责感知多巴胺的神经细胞，反应度下降，于是注意力下降。当注意力不够用，身体就倾向于多动
中医重点	注意障碍和多动，中医看来就是神经系统的"阴阳"有无平衡的问题。将失衡的部分渐渐调整回来，整体就会渐趋平衡，孩子的发展就会回到轨道上
照顾守则	◆ 睡眠必须足够且优质。睡眠是养阴的第一要点 ◆ 饮食避免高热量燥热食物 ◆ 体能运动量一定要足够，时间安排应该优先于任何的学科课程 ◆ 注意力的问题要从小就训练养成。家长老师的耐心陪伴，才是孩子能否渐渐改善的重点

小儿常见疾病的保健运动——『导引』

问 "导引"是什么？

答 依照古代中医经典的定义，"导"是调节呼吸，"引"是伸展肢体。因此，"导引"就是广义的"一边调节呼吸，一边配合身体动作"的养生运动。

问 咦？那不就是气功吗？

答 那是后世因为太过强调练"气"，然后又把原本简单的养生运动，复杂化成听起来规格更高的功夫，于是才有"气功"这样的名词流传开来。

问 小朋友也可以练"导引"吗？

答 当然可以。

现在有许多爸爸妈妈带着小朋友一起练习导引，大家纷纷表示真的有趣又能促进健康呢！

第 236 页起将以简单图文介绍 3 种小儿常见疾病的导引运动。

家长带着孩子练导引时，首先要注意，不要在"太饱、太饿、太累"的时候练习，若要在饭后练习，饭后 1 小时比较合适。我们这里介绍的动作比较沉静，所以睡前练习也是可以的。

另外，开始练习前，请尽量让孩子安静下来，至少不要在呼吸很喘很急的状况下开始练习，那样练习的效果会打折扣。

不管是哪一个导引动作，原则都是：身体放松、心情愉快、呼吸均匀。

家长或许想问：每天该练几次才有效呢？

其实，导引讲求长期持之以恒，对于身体整体系统的缓慢改变，所以我们的建议是：每天 1 次即可，但希望能够每天都练，持续半年以上，自然会观察到身体的进步喔！

保 健 运 动 ①

小儿过敏性疾病——"举平手"（又称"排毒式"）

无论是过敏性鼻炎、哮喘或异位性皮肤炎，都和中医理论的"肺系"相关。通过练习"举平手"，就能帮助孩子改善呼吸系统和皮肤的状况。

第一步

站姿，双肩放松，双手自然下垂，轻松呼吸。

亦可采坐姿，盘坐或坐于椅上皆可，但腰脊记得挺直。

手心朝上，将双臂往前举高

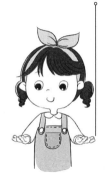

第二步

将双臂往前举高至肩膀高度，手指与手臂轻松伸直。

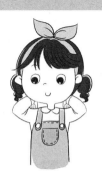

第三步

手掌朝上，将手肘轻轻弯曲，使手指碰到肩膀。手肘和肩膀都尽量维持不动。

手臂仍保持弯曲，且过程中，手指还是黏在肩膀上喔

第四步

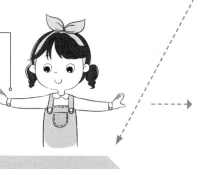

以肩膀为轴心，将两个手臂往上往外画圈，先让手背轻轻碰触到双耳，再将整个肩膀往外侧伸展至 180°。

维持这个姿势 3 分钟（较大孩子可以渐渐挑战 5 分钟甚至更久，记得轻松缓慢呼吸）

第五步

将手掌和手臂缓缓打开至水平，保持掌面向上，手指放松，四指朝上方，大拇指水平伸直。轻松调匀呼吸。推到底时，掌根与手腕会有紧紧的感觉。

第六步

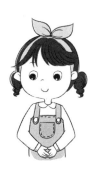

收功。将双手轻轻放下，回到腹部前方，双手像抱着一个皮球一样，轻松呼吸。

小儿肠胃问题——"健胃功"

"健胃功"是一套基础简单易学易上手的导引功法。

很适合脾胃体质虚弱的大人和小孩一起练习喔!

第 一 步

首先要找到心窝, 也就是"剑突"的位置; 然后找到"剑突和肚脐连线中点", 也就是"中脘穴"的位置。

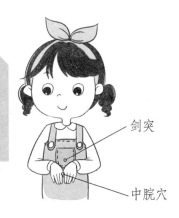

剑突

中脘穴

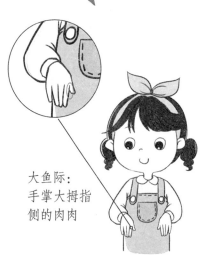

大鱼际: 手掌大拇指侧的肉肉

第 二 步

起点在中脘, 两手的大鱼际合贴在中脘, 轻轻向上, 移到剑突的位置, 然后往外侧沿着肋骨下滑动。

第三步

以大鱼际滑到身体最侧面时，改以小鱼际再往内轻轻按摩到肚脐的位置。

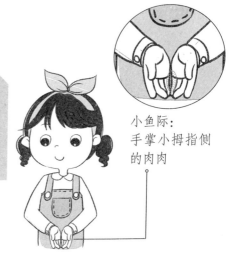

小鱼际：
手掌小拇指侧
的肉肉

第四步

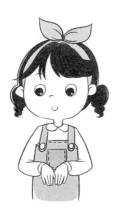

回到肚脐之后，再以双手的大鱼际，从肚脐沿着中间线往上按摩（于是就完成了一圈）。总共可以轻松做7圈。过程也是放轻松自然呼吸就好喔！

多动与注意力问题——"拍式"

有多动与注意障碍倾向的孩子, 天生比较"心浮气躁", 通过练这个"拍式", 能够帮助把心定下来, 把气沉降下来。持之以恒, 对于注意力的改善会有效果喔!

第 一 步

站姿, 双脚微开与肩同宽, 轻松呼吸, 双肩放松不刻意用力。

第 二 步

左手轻松举起, 让手掌贴于头顶。手肘轻松向外伸展, 轻松呼吸。

第三步

右手以虎口的肉肉，轻轻地从左边的腋下，由上往下，敲5下（请家长协助将腋下到腰际之间的范围平均分为五等分），敲到左侧腰际的位置，再回到腋下，由上往下，敲5下，如此反复5次。

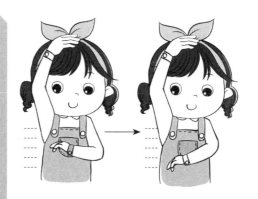

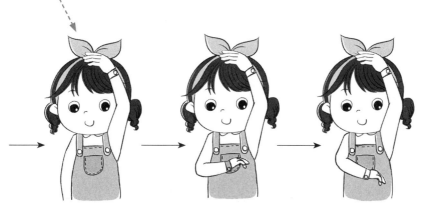

第四步

双手放下轻松呼吸之后，换右手贴于头顶，以左手敲右腋下（同样动作要领），重复3~5次。收功。

以婴儿为师

婴儿饿的时候，绝对不会忍耐，会立刻用哭声表达。

如果吃饱了，再怎么塞给他，他就是不吃。

若有任何身体上（例如：尿布湿了）或心理上（例如：要抱抱）的委屈时，也不会等，马上会表达出来。

婴幼儿想睡时，不管在哪，在车上、在地板上、在餐桌上，甚至在厕所，"没电了"就是睡，绝不会硬撑。

我们究竟是从多大年纪开始，渐渐学会忍耐，习惯硬撑，饿的时候不马上进食，累了不立刻休息，身体有不舒服时隐忍不说？

3岁？5岁？25岁？50岁？

饥饿时，立即补充营养的食物，于是肠胃不会因为饿过头而受伤，吃饱了，也立刻停止进食，于是对肠胃不会造成过度的负担。

当身体感到疲倦时，立即休息，便不会动用代偿性的"备用能源"（中医称为肝火）来硬撑。

心里有委屈时，就哭出来，不要闷着，

就不会造成更大的精神压力。

我们并不是推广一种放浪形骸、随意而为的行为模式，反而在此时大多数的人都活得"太满""太绷"的时候，倡导大家静下来，观察身边的婴幼儿（不管是不是您家的），学学他们如何"尊重自己的身体反应"，然后我们也许就能适度地，缓一点、慢一点，偶尔放空一下；偶尔累了就睡，醒了就活动，饿了就吃，不饿就不吃，开心时就笑笑，难过时就掉眼泪。

以婴儿为师，对于压力大的家长们，不失为一种可以短暂纾解压力的好方法。

照顾者必须先能够照顾好自己的（生理和心理）需求，才能够回头把孩子照顾得更好。

在那些与整坨满是屎尿的尿布和哭闹的小屁股奋战的时刻，

在那些迫不得已必须把孩子扛上肩头，然后自己坐上马桶解放的时刻，

在那些双手忙着洗奶瓶洗碗，双腿还要一边应付孩子熊抱的时刻，

在那些自己早已眼皮沉重，还必须和精力旺盛的孩子讲睡前故事的时刻，

在那些看着发热的孩子蜷着身体睡去，而自己只

能暗中祈祷的时刻，

在那些看着朋友出国照片晒上朋友圈，而自己只能在孩子入睡时滑滑手机的时刻……我们都曾经质疑过自己：为何要牺牲这么多，养育这个孩子？

亲情没有理所当然，血缘也不是标准答案，

唯有对孩子的"爱"才是一切的出发点。

本着对孩子的爱，所以应该限制他们含糖饮料和垃圾食物的摄入量（即使大人很爱吃，也不应该在孩子面前吃）；本着对孩子的爱，所以应该安排适合孩子的体能活动（即使大人很宅，也不应该在孩子面前不停滑手机或打电子游戏）；本着对孩子的爱，所以应该从小就规范他们建立正常的作息时间（即使大人是夜猫族，也应该先哄孩子入睡后，再起床做自己的事）。

以此类推，这本书与其说是解释我们该给孩子用什么药材，倒不如说，更重要的是解释我们为何应该要这样照顾孩子。

有理想和远见的教育家都希望，现在带好一个孩子，让他长大之后，就能带给一个家庭正面的影响，然后这个家庭会再传承这样好的影响给下一代，一代又一代。

总是絮絮叨叨的医生叔叔也希望，传达正确的健康观念给一个孩子，未来他会影响身边的人，影响更多人，更多家庭。

　　唐代的"药王"孙思邈先生开宗明义点出了四个字："毋药元诠。"意思是不需要依赖药物，也能够保养身体，维持健康。希望未来的人类能够达到这样的境界。